龙城科普系列丛书·药师进万家科普丛书

儿童常见疾病用药手册

黄兴兰 钱晓丹 主编

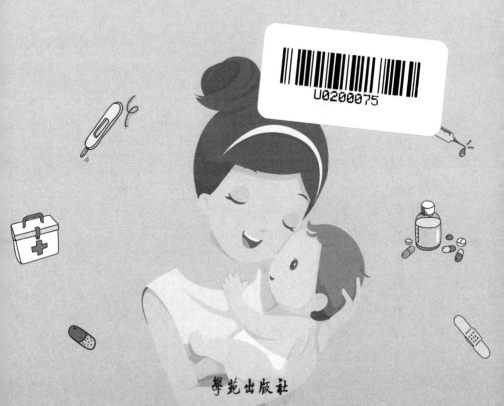

学苑出版社

图书在版编目（CIP）数据

儿童常见疾病用药手册 / 黄兴兰，钱晓丹主编． -- 北京 ： 学苑出版社，（2020.5重印）

ISBN 978-7-5077-5491-9

Ⅰ．①儿… Ⅱ．①黄… ②钱… Ⅲ．①小儿疾病－常见病－用药法－手册 Ⅳ．① R720.5-62

中国版本图书馆 CIP 数据核字 (2018) 第 137553 号

责任编辑：黄小龙

出版发行：学苑出版社

社　　址：北京市丰台区南方庄 2 号院 1 号楼

邮政编码：100079

网　　址：www.book001.com

电子邮箱：xueyuanpress@163.com

销售电话：010-67601101（销售部） 67603091 （总编室）

印 刷 厂：北京兰星球彩色印刷有限公司

开本尺寸：890×1240　1/32

印　　张：4.25

字　　数：102 千字

版　　次：2018 年 9 月第 1 版

印　　次：2020 年 5 月第 2 次印刷

定　　价：42.00 元

总　序

　　药物是人类在从事生产劳动时，自觉或不自觉地探索大自然所得到的成果，人类保持健康的基本需求是其不断发展的核心动力。从人类诞生起就有了药物。远古时期，炎帝神农氏遍尝百草，宣药疗疾。现代社会，随着医学技术的飞速发展和社会文明程度的普遍提高，人民群众的健康状况得到了较大的改善，但是，据国家卫计委调查显示，2015年全国居民健康素养水平为10.25%，仍处于一个较低的水平。另一方面，高速增长的药店、诊所和网购药品市场，让人民群众获得药物更为简单。便捷的购药途径与较低的健康素养背后，隐藏着与药物选择、使用、保存、观察不良反应等相关的一系列隐患与风险。

　　在2016年召开的全国卫生与健康大会上，习近平总书记强调："没有全民健康就没有全面小康。要加快推进健康中国的建设，努力全方位、全周期保障人民健康，为实现'两个一百年'奋斗目标、实现中华民族伟大复兴的中国梦打下坚实健康基础。"作为卫生计生工作者，提高人民群众的医学科学素养、传播药物健康知识是我们的天职。我们积极开展"天使志愿服务""药师进万家"等形式多样、群众喜闻乐见的活动，让群众懂得疾病的规律，逐步增强预防疾病的意识，掌握改变生活方式的技巧，提高自我健康管理的能力。

　　药物发挥治病救人的作用，除了医生开对药，还需患者用对药。

为了向人民群众普及科学用药知识，提高用药的依从性，我们组织我市医学和药学专家编写了"药师进万家科普丛书"。《龙城科普系列丛书》是江苏省常州市科协重点支持的项目，通过鼓励、支持社会各界组编科普图书，惠及大众，以打造龙城科普品牌。考虑到《龙城科普系列丛书》内容涉面广、体量大、专业性强，应丛书编委会要求，对系列科普书种类进行了细分，分为若干子丛书。"药师进万家科普丛书"即为其中一种子丛书。本丛书根据不同的医学、药学领域为每册书分别成立编委会，以通俗易懂的语言，向公众宣传普及科学用药知识和健康文明的生活方式。丛书能够把专业性强、人们不熟悉的医学知识转化为适应大众的"套餐"，让人民群众把这些专业知识消化成"常识"，具有很强的针对性、实用性，是一套能让大家读得懂、学得会、用得上、信得过的科普读本，可谓是群众用药的"科学帮手"。

我相信，"药师进万家科普丛书"必将对人民群众的健康有所裨益。今后，我们还将根据疾病谱的变化和人民群众的需求，不断推出新的科普丛书，满足人民群众了解健康知识的需要。

常州市卫生和计划生育委员会党委书记　主任　朱柏松

2017 年 10 月

前　言

　　孩子承载了一个家庭的希望和梦想，每一位家长都希望自己的孩子能够健康平安的成长。然而患病与治疗伴随着每个人的一生，儿童时期又是疾病的多发期。生病离不开用药，药物是维护人体健康、治疗疾病不可或缺的物质。不过，药物是一把双刃剑，只有正确合理的使用药物，才能最大程度地发挥其治疗作用，同时避免或减少不良反应。

　　儿童，尤其是新生婴幼儿，机体各系统、器官尚未发育成熟，其生理特点决定了对药物的反应有别于成人，因此儿童的药物治疗有其特殊性。我想，对于一些常见药物的认识与使用，不仅是每一位医务人员必备的医学知识，也应该是每一位家长应有的生活常识。当孩子生病时，家长应该知道家里的药物该如何正确地给孩子使用，及早进行简单的自我处理；当医生开出处方时，家长要知道这些药物的作用、用法用量以及可能会发生哪些不良反应等，我们写这本书的目的就是希望告诉家长这些用药常识，从而把药学服务带到他们的身边，使这本书成为家长的帮手，药师的助手。

　　本书共分为六章，第一、第二章分别介绍了儿童的生理特点、用药特点和医院就医取药时家长必须关注的事；第三章为本书重点，按照儿童疾病系统分类，介绍了每一种疾病有哪些常用药物并进行简单用药处理；第四章将儿童用药过程中易出现的用药误区进行归类讲解；第五章介绍了儿童专用药箱的管理和一些儿童常备药；第六章为附录。虽然很多疾病需要去医院治疗，药物也需要在医生指导下使用，但是如果你了解了这些药物，知道它们的作用，便更容易与医生沟通；也将有利于家长更加合理安全地给孩子用药，使家长不再为孩子服药犯难；同时还告诉家长，儿童生病不能乱吃药，应严格按照药品说明书或医嘱来服药。

本书编者一部分是来自儿童医院药剂科的药师，另一部分是常州二院参与儿科用药的临床药师，他们有扎实的理论知识，对于儿童常见用药非常熟悉。本书在编写中力求将科学性、专业性的理论知识用通俗易懂的语言表达出来，生动朴实、贴近生活、科学实用，适合广大市民朋友们阅读。我们衷心希望这本书能够成为家长朋友们在儿童用药方面的良师益友，伴随孩子健康快乐地成长。

非常感谢常州市第一人民医院游一中教授、常州市卫计委药事管理处处长陶科叶、常州市卫计委科教处处长汪红艳等给我们这个机会，感谢常州市药事管理与药物治疗委员会和市科普协会对《药师进万家科普丛书》的大力支持和赞助！

由于编者水平有限，书中如有不妥错漏之处，敬请广大读者谅解并给予批评指正。

编者

2017 年 8 月

目　录

第四章 常见的儿童服药误区

第一章
儿童的生理特征及用药特点

从呱呱坠地到翩翩少年，儿童的生理和生化功能都在不断地发展变化，在每一个阶段，药物进入人体后，机体对于药物都会有不同的处置特点，用专业的术语叫做药效学与药动学特征的差异。虽然表面看起来都是服用了同一种药物，表现结果是治好了疾病，但是内部变化却大相径庭。我们根据儿童生长发育的分期分别描述各阶段的用药特点。

儿童的生长发育分为 3 期：

1. 新生儿期：从脐带结扎到出生后 28 天

2. 婴幼儿期：出生后 1 月~3 岁

3. 少儿期：4~16 岁

在我国，16 岁以下的病人在儿科就诊，16 岁以上则按正常成人诊治。

一、新生儿期的特点

新生儿体内药物过程

药动学	内容
吸收	新生儿胃液接近中性（成人的胃液为酸性），胃内食物排空时间延长，肠蠕动不规则，所以口服药物在胃肠道的吸收难以预料。

药动学	内容
吸收	新生儿的肌肉组织和皮下脂肪含量少，加之周围血循环不足，所以肌内注射或者皮下注射都不适宜。对新生儿来讲，静脉给药是最佳的给药方式。 新生儿皮肤娇嫩，血管丰富，皮肤角化层薄，水分较多，当外用药物涂抹或使用贴剂时，吸收较多，容易引起过量，导致不良反应。
分布	"宝宝是水做的"，新生儿的体液量很大，约占体重的80%，水溶性的药物容易在其体内分布，导致直接疗效降低。 "血脑屏障"，可以理解为血液和大脑之间的一道天然屏障。新生儿因为这道屏障发育不完善，药物或者体内的一些内源性物质（如胆红素）容易进入脑内，引起脑部疾病，比如核黄疸，所以很多成人能用的药物，新生儿都不宜使用。
代谢	药物和其他食物一样，被人体吸收后都需要经过肝脏代谢（或解毒），新生儿代谢药物的酶系统尚未发育完全，导致药物代谢减慢，在体内滞留，时间长容易引起蓄积中毒。比如氯霉素在新生儿体内的半衰期长达25h，而成人只有4h，最终导致"灰婴综合征"。
排泄	大部分药物最终都需要经过肾脏将其排出体外，而新生儿肾脏发育未完全，排泄速度减慢，药物在体内易蓄积中毒。如吲哚美辛、氨基糖苷类抗生素等。

二、婴幼儿期的特点

　　婴幼儿期的很多生理特点与新生儿期仍然有很大的相似之处，比如说肌肉组织与皮下脂肪含量仍较少；皮肤娇嫩，外用药物易吸收；血脑屏障发育仍不完善等等。但是这一时期的宝宝在某些方面也有了很大的变化。

　　1. 胃液的 pH 值已经达到成人水平。

　　2. 药物代谢的主要酶已经成熟。

　　3. 肾脏血流量增加，肾的排泄能力接近成人。

4. 药物在体内的消除快于成人。

这一时期，宝宝的自主吞咽能力较差，口服给药容易误入气管，特别是石蜡油等脂溶性药物，误吸入后容易引起吸入性肺炎。口服药物建议以糖浆、溶液剂、混悬剂等儿童制剂为主，不主张使用片剂。婴幼儿容易发生消化功能紊乱，如腹泻或便秘。腹泻时不应过早使用止泻药物，以免肠道内的毒素吸收增多，反而病情加重。婴幼儿的神经功能发育仍不完善，作用于神经系统的药物容易引起毒副作用，如氨基糖苷类抗生素（庆大霉素等）会导致婴幼儿听力受损。

三、少儿期的特点

1. 少儿期的儿童生长迅速，新陈代谢旺盛。

2. 体液调节功能差，容易发生电解质紊乱，酸碱平衡失调。

3. 少儿期的孩子逐渐懂事，也能与医生进行自主交流，自我的反馈利于医生进行诊断治疗。

4. 服药的"顺应性"较好，因此建议药物能口服则尽量避免注射给药，既减轻患儿痛苦，又节约医疗费用。

5. 不能因为孩子逐渐成熟，就大胆用药，药物不良反应的发生率仍然高于成人。

四、用药原则

计算好适当剂量　　　选择合适剂型

① ⋯⋯> ② ⋯⋯> ③ ⋯⋯> ④ ⋯⋯> ⑤

选择合适的药物　　　选择合适的给药途径　　　个体化给药及监测

1. 选择合适的药物

通常，药物的选择由医生主导，但家长们拿到药物后，应该仔细阅读说明书中【儿童用药】部分，看看该药对于儿童的安全性如何，2 岁以内的幼儿用药应慎重，很多药品说明书以 2 岁为界限。新生儿期慎用易引起溶血和黄疸的药物，以免加重甚至导致核黄疸（例如，头孢曲松）。避免使用对婴幼儿生长发育有不良影响的药物（例如，左氧氟沙星）。

2. 计算好适当剂量

儿童剂量的计算方法详见本书附录部分，家长们可以学会根据体重、年龄、体表面积、折算表等方法计算适合自己孩子的剂量，特别是在自行用药时，非常实用。

药品说明书中剂量有一定范围者，一般选中间值，年长儿多用下限，年幼儿多用上限，但总剂量不得超过成人；营养不良的患儿需要适当调整剂量：营养不良Ⅰ度剂量减少 15%~25%，Ⅱ度剂量减少 25%~40%，肥胖儿增加。

3. 选择给药途径

根据病情轻重缓解：急症、重症患儿多采取注射给药，尤其是静脉滴注，这样药物起效迅速；轻症多口服给药。

根据患儿的年龄：新生儿因吸收不规则，一般不采用口服给药，以静脉给药为主。婴幼儿期以后则建议能口服则口服。因婴幼儿皮肤吸收好，还可以选择皮肤贴剂。

根据用药目的：对于哮喘或不会咳痰的婴幼儿，可以采用吸入或雾化治疗。

根据药物性质及作用特点：地西泮灌肠比肌注吸收快，能更迅速的控制惊厥。

4.选择药物剂型

尽量选择有小儿剂型的药物，避免由剂量分割带来的不便，也可以避免药物浪费，减少经济负担。

尽量选择小儿易于接受的颗粒剂、糖浆剂、滴剂、口服液等，减少喂药困难。

对于没有小儿剂型的药物，需要严格按照儿童用量进行准确分割，避免药物过量造成的毒性反应。

儿童专用药与非儿童用药对比

特点	儿童专用药	非儿童用药
味道	不苦，易喂药	苦，有怪味，不宜喂食
药量	剂量好掌握	分割不均，不宜掌握药量
量具	附专用量具喂药	没有量具
完整性	药物标示清楚，可确认	分割或磨粉后，无法再次确认
安全性	根据用量取用，安全	分割或磨粉易污染

五、个体化给药与监测

个体化给药与监测是指：采用现代分析技术，测定患者生物样品（通常是血液）中的药物浓度，通过药物浓度来探讨药物疗效和毒性，制定合理的给药方案，以提高药物疗效，避免或减少药物不良反应。

新生儿、婴幼儿因为器官处于未完全发育成熟阶段，药物代谢延迟，血药浓度持续时间长，给予常规剂量药物往往疗效差异很大，所以在新生儿、婴幼儿等特殊群体患者中采用血药浓度监测很有必要，根据监测的结果再来调整药物的剂量，可以使效应最大化，不良反应最小化。

（钱晓丹）

第二章
医院就医取药时
必须注意的一些事

一、粗心的家长：从不核对药品

药品由注册的执业医师或执业助理医师在诊疗活动中为患者开具、由取得药学专业技术职务任职资格的药学专业技术人员审核、调配、核对。因此，许多家长都会按照医生药师的交代，放心使用药物。然而，每个人都会犯错，万一在某个环节中出现了差错，如医生开具了错误的药物或者错误的用法用量，药师调配过程中出现差错，药师审方时没有核对出错误，家长拿错了别人的药等，后果就不堪设想，我们希望家长能为自己的孩子把好最后一道关。

医院调剂的药品，其标签上有姓名、药名、剂型、规格、数量、用法用量，希望家长们在服药前能做到以下几点：

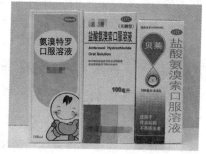

1. 核对自己的姓名：发药时患者拥挤，场面混乱，患者可能误拿他人的药品，造成用药错误。

2. 核对药品名称：如氨溴特罗口服溶液（易坦静），盐酸氨溴索口服溶液（兰苏），盐酸氨溴索口服溶液（贝莱），第一种药与后两种药名相似，后两种药品虽名称一样，但是厂家不同，商品名不同，因此不仅要核对药品通用名称，最好再核对一下商品名。用错药不仅延误治疗，还会引起不良后果。

3. 核对药品剂型：药品剂型不同，作用快慢也不同。同为退烧药，双氯芬酸钾栓（普他宁）的作用比对乙酰氨基酚混悬滴剂（泰诺林）快得多。头孢地尼分散片（希福尼）和头孢地尼胶囊（世福尼）作用时间也不同。

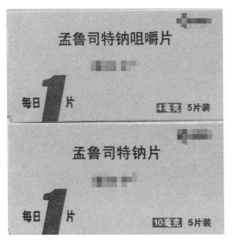

4. 核对药品规格：如孟鲁司特钠片（顺尔宁）有 4mg、5mg 和 10mg 的规格，4mg、5mg 为儿童用药，10mg 为成人用药，如果儿童服用了成人的剂量，会增加不良反应。

5. 核对药品的用法用量：一般情况下，药品剂量及给药次数不同，其药理作用的强弱也不同，如果剂量太小，达不到药效，剂量太大，产生的副作用也会相应增大。儿童用药大多按照年龄及体重计算用量，如布洛芬混悬液（美林），年龄 1~3 岁，体重 10~15kg 的儿童一次用量 4ml；年龄 4~6 岁，体重 16~21kg 的儿童一次用量 5ml 等等，如果家长们看到标签上用量严重不符的应立刻询问医生或药师。

6. 检查药品的有效期和质量：如果发现接近有效期用不完的药品或者已过期的药品或者质量出现问题的药品应当场退换。

7. 关注药品的储存条件：不同的药品对储存的要求不同，如双歧杆菌三联活菌散（小培菲康）储存条件为 2℃~8℃避光保存，如不冷藏，可能影响药效。

如果能做到以上几点，宝宝们就能正确用药，才可以更快地康复。

（邓晓亚）

二、了解药物皮试与过敏

某些药物在临床使用过程中容易发生过敏反应，如青霉素，链霉素，破伤风抗毒素等，常见的过敏反应包括皮疹、荨麻疹、皮炎、发热、血管神经性水肿、哮喘、过敏性休克等。为了防止过敏反应的发生，规定一些容易发生过敏反应的药物在使用前需要做皮肤敏感实验，皮试阴性的药物可以给病人使用，皮试阳性的则禁止使用。但是，皮试阴性也不代表一定不会过敏，可能是因为皮试药量小，而进行输液时，药量变大产生过敏反应；或者产生迟发型过敏反应，即输液时一切正常，几天后发生过敏反应。

有些家长认为以前做过皮试，对青霉素类不过敏，再次使用此类药物可以不做皮试，这个观点大错特错。青霉素类药物稳定性差，其分解产物青霉烯酸和药物中的杂质等是导致过敏反应的主要原因，不同批次的青霉素中所含的杂质、分解产物的量不同，因此，停药超过 24h 或药品批号发生改变时，都需要重新进行皮试。而且不论是注射剂还是口服剂，青霉素类都应进行皮试。

儿童接触的需皮试的药物主要为青霉素类，包括青霉素钠、阿莫西林克拉维酸钾、阿莫西林舒巴坦钠、哌拉西林钠他唑巴坦钠等等，如果要用此类药品，家长一定要注意是否做过皮试。皮试后，在规定的时间内观察皮试结果，如出现嘴唇发麻、胸闷、心慌、皮疹等症状时，应立即告知护士。输液过程中也要随时观察，一旦出现不良反应，立即告诉护士。人体对药物的过敏反应有轻微的也有严重的，如不重视可能危及生命，希望家长们对皮试重视起来。

（邓晓亚）

三、你会研读药品说明书吗

药品说明书能提供用药信息，是医务人员、患者了解药品的重要途径。它的基本作用是指导安全、合理使用药品。在医院调配的药品，医生会告知用法用量，如果家长在药店自行购买的药品，该如何服用，应注意什么呢？这时就需要家长仔细研读说明书了。药品说明书主要包括药品的品名、规格、生产企业、药品批准文号、产品批号、有效期、主要成分、适应症或功能主治、用法用量、禁忌、不良反应和注意事项，中药制剂说明书还应包括主要成分、性状、药理作用、贮藏等。

1.看清药品名称，有些药品名称相似，容易搞错，包括通用名称、商品名称。

2.查看适应症是否与孩子的疾病相符。

3.观察药品性状，药品性状描述了药品的外观，观察手中的药品是否与说明书上的描述相符，如不相符，可能药品性状发生改变，不宜服用。

4.掌握用法用量，包括药品的使用方式和剂量，用法包括口服、注射、直肠给药、外用、饭前、饭后及用药次数，儿童的用量一般按照体重计算，特别要注意的是有些药的用量为一日用量，需按照要求分几次使用，不能误当成一次用量，造成用药剂量过大，导致不良反应。

5.注意不良反应，不良反应为服用药品后可能发生的症状，当发生不良反应后，可以及时调整剂量或停药，寻求医生的帮助。

6. 有些人群不宜使用该药，在禁忌和注意事项中会提及，禁用的人群不宜使用，慎用的人群应咨询医生，权衡利弊后再决定是否使用该药。

7. 注意事项中提及的事情应遵守，如缓释制剂不可掰开或嚼碎。

8. 儿童用药表明儿童服用该药是否安全。

9. 为防止服用多种药物时，药物之间产生反应，应关注药物相互作用，如双歧杆菌三联活菌散不可与抗生素同时服用，应间隔3个小时。

10. 知道药物的贮藏方式，有阴凉处、凉暗处、冷处、常温。

11. 识别药品批准文号，有效期或失效期，以防假药劣药。国药准字H******号，"H"是化学药品，"Z"是中药，"B"是保健品，"S"是生物制品，"J"是进口药品，无批准文号或失效药品不能再用。

为了孩子的健康，仔细研读说明书后再使用药品才能更加放心。

（邓晓亚）

四、别忽视用药时间

正确的用药时间可以起到最佳的治疗效果，而往往有些家长并不注意，结果要么起不到药效，要么不良反应发生率增加。下面这些服药时间你都做对了吗？

1. 必要时服：只需在疾病发作或症状出现的时候服用，常见的有解痉止痛药，退热药。如布洛芬、对乙酰氨基酚等。

2. 饭前服（饭前30min）：儿童抗幽门螺杆菌治疗时服用的奥美拉唑等抑酸剂需要饭前服。

3. 饭中服（与食物一起服用）：常用的有助消化药，如多酶片、胃蛋白酶合剂，吃饭时服可及时发挥作用，帮助消化。

4. 饭后服（饭后 15~30min）：适合于大部分药物，尤其是对胃有刺激性的药物，如阿司匹林、脂溶性维生素 A、维生素 D、维生素 E 以及一些强心药、止咳平喘药等均应饭后服用。刺激性较强的药—如硫酸亚铁、氯化铵片等对胃黏膜有刺激者，都需在饭后服用。这时胃里充满食物，药物被稀释，缓和了对胃黏膜的刺激。

5. 空腹服（饭前 1h 或者饭后 2h）：主要是一些驱虫药和盐类泻药，空腹服药可以避免食物对药物的影响，使药物迅速入肠并保持较高浓度，如驱虫药驱蛔灵、左旋咪唑、盐类泻药硫酸镁和硫酸钠等都宜在早餐空腹时服用。

5. 间隔服：主要是一些抗生素药，为使药物在体内保持一定的有效浓度，需每隔一段时间服药一次，如罗红霉素每隔 12h 服 1 次。

6. 睡前服（睡前 15~30min）：抗过敏药和部分哮喘药有嗜睡的不良反应，可在睡前服用。但哮喘急性发作时需要立即服用速效短效的支气管舒张药，及时缓解患儿的呼吸困难。缓泻药在临睡前服，第二天清晨即可排便。镇静催眠药最好睡前服用。

（王玉）

五、掌握正确的给药方法

当孩子生病哭闹而喂药不成功时，作为家长是不是感到欲哭无泪，孤独无助？这时应该怎么办呢？一般小孩子不配合服药主要是你选择的药物剂型他不喜欢或者给孩子用药的方法不正确。

口服：这是小儿最常用的给药方法。幼儿用糖浆、水剂、冲剂等较合适，也可将药片捣碎后加水吞服，大龄儿童可用片剂或药丸。给小婴儿喂药时最好将其抱起或将头略抬高，以免呛咳时将药吐出。病情需要时可采用鼻饲给药。

注射法：注射法比口服法给药奏效快，但对小儿刺激大，肌肉注射次数过多还可造成臀肌挛缩、影响下肢功能，故非病情必需不宜采用。肌肉注射部位多选择臀大肌外上方；静脉推注多在抢救时应用；静脉滴注应根据年龄大小、病情严重程度控制滴速。在抗生素应用时间较长时，提倡使用续贯疗法，即先注射给药，后口服给药，以提高疗效和减少抗生素的副作用。

外用：以软膏为多，也可用水剂、混悬剂、粉剂等。要防止小儿用手抓摸药物，误入眼、口引起意外。栓剂使用方法：取俯卧位，不习惯可取左侧卧位，适度垫高臀部。

1. 开塞露的使用：剪去开塞露顶端，挤出少许甘油润滑剪开段，持开塞露球部，缓慢插入肛门，至开塞露颈部，快速挤压开塞露球部，挤出 10~20ml 药液即可。挤尽后，一手持纱布按摩肛门处，一手快速拔出开塞露外壳，保持原体位，5~10min 后，即会有便意。注意：剪开口不要太刺，平滑一些不会擦伤肛门和直肠。

2. 退热栓的使用：左侧卧位并弯曲右膝，距肛门口约 2cm 处塞入，合拢双腿，保持侧卧 15min, 给药后最好 1~2h 不排便。注意：如果栓剂塞入肛门时较困难，可在栓剂上涂凡士林或矿物油。

其他方法

1. 鼻腔用药：家长抱住孩子，使头尽量后仰并向患侧稍倾斜，将药直接滴入鼻腔，保持此体位 2~3min。

2. 雾化吸入法：比较常用，雾化前应清除口鼻腔内分泌物，保持呼吸道通畅，因为呼吸道畅通是吸入药物发挥作用的前提；雾化过程中药物可能引起局部刺激，如发现患儿频繁咳嗽、气促或恶心、呕吐等症状时，应立即停止吸入，咨询医生后决定是否继续吸入；使用面罩吸入药物结束后，要用清水漱口，用湿毛巾擦拭面部，应注意儿童漱口后不要吞咽漱口水。

3. 灌肠法：小儿采用不多，可用缓释栓剂。

含剂、漱剂很少用于小龄儿童，因为小儿容易误吞。大龄儿童可采用。

（王玉）

六、药品储存有讲究

很多家庭都会设立小药箱，特别是有孩子的家庭，储备一些常用药，比如退烧药、外用涂剂等，以备不时之需。然而，不注意科学合理的保存药品，导致药品的有效成分降解、变质，就会引起不必要的麻烦。小则药物失效，起不到作用；大则引起毒副反应，危害身体健康。

药品保存的几个概念：

常温：0℃ ~30 ℃。

阴凉处：小于 20℃。

凉暗处：小于 20℃且避光。

冷处：2℃ ~8℃。

遮光（避光）：用不透光的容器（黑色或棕色）包装。

所有的药品，在说明书【贮藏】一栏中会把该药的储存要求明确写出，但往往家长朋友们都不注意，所有的药品直接放在小药箱中，这样一来，有阴凉处、凉暗处、冷藏等储存要求的药品就达不到储存标准了。

除了储存温度有要求，保存时间也有讲究。很多家长，家里的咳嗽药水开封后一年了，还在给宝宝喝，他认为，药品还在有效期内，就没有问题。事实真是这样吗？这里，药师提醒大家，药品有别于普通的物品，在没有开封前，确实以有效期为准。但一旦开封后，药品就存在保存期限了。

1. 瓶装药：开封后有效保存期限通常为 2 个月。

2. 袋装药：多为颗粒状或粉剂，容易失效，开封后 1 个月内用完。

3. 板装药：铝塑板药，药品被封在单独的包装中，可储存至失效期。

4. 糖浆剂：一般可保存 1~2 个月。

5. 干混悬剂：加水配制后，冰箱中冷藏保存，一般保存 14 天。

6. 口服溶液剂，混悬剂：可保存 2 个月。

7. 软膏剂：室温最多可保存 2 个月。

8. 眼用制剂：开封后最多不超过 4 周，除非另有说明。

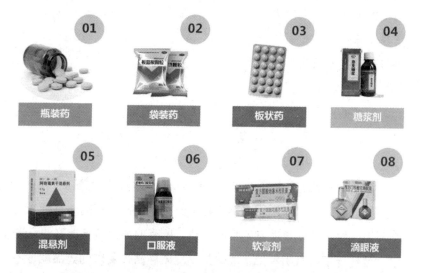

以上的这些期限，也只是经验值，通常我们还需要检查药品的外观：固体制剂是否出现发霉，变色，片剂松散，胶囊软化，吸潮，结块等现象；液体制剂，比固体制剂稳定性差，要检查有没有酸败、异臭、变色、絮状物、结晶等。如果出现以上这种现象，那么药品就不能再用了。

（钱晓丹）

第三章
常见儿童疾病与合理用药

一、新生儿时期常见疾病的护理与用药

（一）黄疸

黄疸是血液胆红素浓度升高，使巩膜、皮肤、黏膜和其他组织被染成黄色的现象。黄疸本身并不是一种疾病，而是疾病引起的一种明显的症状。

新生儿黄疸较为常见，大多是生理性黄疸，即短暂性总胆红素增高，一般无需特殊治疗，一周左右达到黄疸高峰，之后逐渐消退，可延迟到一个月左右甚至更长，具体情况因人而异。部分新生儿是病理性黄疸，可发生高胆红素血症，甚至胆红素脑病，造成神经系统的永久性损伤，病因包括感染、体内出血、溶血等引起的体内胆红素过多，需积极治疗。

黄疸的治疗主要包括：光照（通过光照使体内过多的、未结合的胆红素经过光氧化及异物化作用后，排出体外）、换血、药物治疗。其中药物治疗主要有：苯巴比妥（肝药酶诱导作用，加速胆红素代谢排出）、茵栀黄颗粒或口服液、微生态制剂等。

此外，家庭护理更为重要：1.室内环境：保持房间空气顺畅，阳光充足，避免潮湿；2.喂养：确保新生儿尽早有效频繁地喂养，

必要时补充配方乳，以便宝宝建立正常肠道菌群，规律性排除胎粪；

3. 按摩：触摸新生儿背部，兴奋脊髓排便中枢。

国家药监局禁用茵栀黄，宝宝还能用吗？

一名家长的疑惑：我家宝宝出院时，医生给我们开了2盒茵栀黄口服液，说给宝宝退黄疸用。但是最近我看到朋友圈里一条关于茵栀黄治疗新生儿黄疸的文章，说国家药监局已经明确禁止茵栀黄用于新生儿和婴幼儿，把我们吓了一跳，现在我们已经给宝宝喝了几天茵栀黄口服液了，宝宝要紧吗？

最近有很多新生宝宝家长都遇到了这样的困惑。2016年8月国家药监局明确指出了禁止新生儿、婴幼儿使用茵栀黄注射液，但那指的是注射液，而不是口服液。茵栀黄口服液不同于注射液，无论是从生产工艺或使用途径都不同，应该区别对待。茵栀黄口服液属于中药汤剂，相对来说还是比较安全的，在国内也进行过多中心临床试验，对于治疗新生儿黄疸的效果比较明确，唯一的坏处就是容易导致宝宝腹泻。因此，如果宝宝黄疸较轻，增加光照，黄疸会自然消退；如果黄疸较重，权衡利弊后是可以使用茵栀黄口服液的。

微生态制剂，宝宝退黄的好帮手。

益生菌的应用可以直接补充人体正常菌群，有效改善胃肠菌群，降低pH值，并能有效促进肠蠕动，增加排便，加速胆红素排出，减少了胆红素肠肝循环，降低血清胆红素，减轻黄疸。常用药物有：

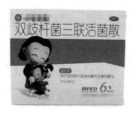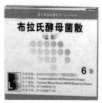

双歧杆菌三联活菌散、布拉氏酵母菌散等。双歧杆菌三联活菌散，主要成分是长型双歧杆菌、嗜乳杆菌、粪肠球菌活菌，补充人体正常菌群，调节肠道菌群平衡，药物需要在 2℃~8℃保存。新生儿每次半包，一日三次。布拉氏酵母菌散为真菌，常温保存，辅料中含有乳糖，乳糖不耐受患者禁用。新生儿每次一袋，每日一次，可以在任何时候服用，可与温水、奶、饮料混合服用，但不进食时服用效果最佳。微生态制剂建议饭前服用，且因为是活菌制剂，溶解时水温不宜超过 40℃。

（蒋慧群、钱晓丹）

（二）泪囊炎

新生儿泪囊炎发病率较高，主要病因是泪道先天发育不良及先天性鼻泪管狭窄或阻塞。主要表现为出生后整天"泪眼汪汪"，严重者甚至常常流泪。因为泪道的排泄功能异常，可能伴随细菌感染，产生

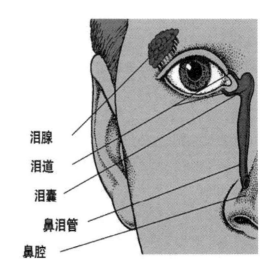

脓性分泌物，泪囊处及周围皮肤可见肿块，常会误以为结膜炎。若延误治疗会引起角膜炎、角膜白斑等情况，进而导致视力明显下降或造成弱视、近视等，将影响孩子的一生。

泪囊炎治疗四部曲

步骤 1：按摩： 促进泪液往鼻泪管方向流动，每天 2~3 次，病情较重者 4~6 次，每次一分钟。家长给宝宝按摩前应将指甲剪短磨平，以免误伤婴儿，按摩力度要控制好，婴幼儿皮肤娇嫩易受伤。

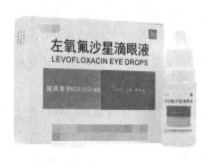

步骤 2：药物治疗：

使用抗生素滴眼液。滴眼前首先要挤出分泌物，也可以在泪道冲洗后注入抗生素药液，仅能暂时减轻症状。例如左氧氟沙星滴眼液，一般一次 1~2 滴，一日 3~6 次，可能出现过敏反应、眼部刺激或瘙痒，若出现异常，及时停药。使用左氧氟沙星滴眼液时往往有家长提出担心：左氧氟沙星不是 18 岁以下儿童禁用的吗？药师提醒大家：滴眼液属于外用药物，吸收入血的量非常少，不会引起全身性的不良反应，因此婴幼儿也可以安全使用。而左氧氟沙星的口服药、静脉给药都是禁止给予 18 岁以下儿童的。

家长给新生儿使用滴眼液的步骤如下：使用前查看滴眼液的药名、使用剂量、颜色和透明度，确保滴眼液的质量。滴眼液开封后一般 4 周内有效，不加防腐剂的滴眼液开封后 1 周内有效。建议不要多人交叉使用。

1. 家长把手洗干净，并且将新生儿眼部及周围用温水擦洗干净，避免使用过程中的细菌感染。

2. 新生儿躺平或横抱，将滴眼液悬空在眼睛上方 1 厘米处，防止触碰到眼睛相互污染。

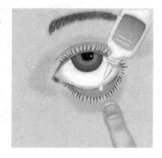

3. 滴眼液滴在内侧眼角处，或者将下眼皮轻轻往下拉，滴入下眼睑。注意尽量不要滴在眼球上，避免对角膜的刺激。

4. 配合按摩泪道。

步骤 3：泪道冲洗、泪道探通：由经验丰富的医生执行，操作简单、损伤小、安全、疗效好。

步骤 4：手术治疗：开通阻塞鼻泪管是治疗的关键，常用手术是经内眦皮肤径路泪囊鼻腔吻合术、经鼻腔内镜下泪囊鼻腔吻合术，术中将泪囊通过一个骨孔与鼻腔黏膜相吻合。使泪液从吻合口直接流入中鼻道。

（蒋慧群）

（三）鹅口疮

鹅口疮又称雪口病，多见于新生儿和婴幼儿，是白色念珠菌（真菌）在口腔黏膜表面形成的白色斑膜疾病，严重时全部口腔被白色斑膜覆盖，甚至可蔓延至咽、喉、食管、气管、肺等处，此时可危及生命。

表现：口腔黏膜表面覆盖白色、乳凝块状的小点或小片或大片斑膜，不易擦去，周围没有红肿等炎症反应，强行剥离白斑后的黏膜会变粗糙、红肿，可能会出血。鹅口疮一般不痛，也不会引发患儿流口水，一般不影响吃奶。重症患儿可能伴有低热、拒食、吞咽困难。

为什么孩子会发生鹅口疮？

1. 新生儿多由产道感染

2. 哺乳时污染的奶头、乳具、食具及不注意口腔卫生

3. 营养不良、腹泻以及各种疾病导致抵抗力下降

4. 经常使用抗生素或类固醇类激素

5. 过分注意卫生也会发生。有"洁癖"的爸妈恨不得所有宝宝

用的物品都要消毒，结果，细菌都没有了，真菌就泛滥了。

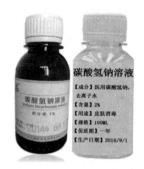

鹅口疮治疗小秘诀

1. 白色念珠菌不喜欢碱性，所以我们可以用 2% 的碳酸氢钠溶液于哺乳前后清洁患儿的口腔，使口腔成为碱性环境，抑制白色念珠菌的生长。

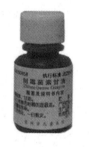

2. 口腔局部涂抹 10 万 ~20 万 U/ml 制霉菌素甘油，每日 2~3 次。制霉菌素是抗真菌药，制霉菌素甘油混悬溶液随唾液吞咽时，胃肠道不吸收，几乎全部从粪便排出，所以常用量几乎无不良反应。

3. 口服肠道微生态制剂，抑制真菌生长。例如双歧杆菌，具有抵御细菌、病毒和真菌等致病因子侵袭的作用和功能，可有效调节肠道环境，促进机体对营养物质的分解、吸收，合成机体所需的维生素；激发机体免疫力。

加强卫生护理，鹅口疮重在预防

1. 提高免疫力：宝宝多喝水，多晒太阳，营养均衡。如果患儿因为疼痛不愿意进食，家长应耐心用小勺喂，以保证营养。

2. 口腔卫生：如果患儿可以配合，平时建议用棉签蘸清水或者 0.9% 生理盐水清洗口腔。

3. 餐具卫生：混合喂养或者奶粉喂养的患儿，进食前后的奶瓶、奶嘴、碗、勺等餐具均应煮沸消毒。

4. 乳母卫生和营养：哺乳前后认真洗手并清洁乳头。乳母适当增加维生素 B_2 和维生素 C，饮食清淡而富有营养。

（蒋慧群）

（四）肠绞痛

　　新手妈妈常常会碰到有些小婴儿会突然性出现大声哭叫，可以一下子持续几小时，也可一阵一阵的发作。哭时婴儿面部渐红，口周苍白，腹部胀而紧张，双腿向上蜷起，双脚发凉，双手紧握，抱、哄、喂奶都不能缓解，而最终以哭得力竭、排气或排便而停止，这种现象通常称为婴儿肠绞痛。这是由于婴儿肠壁的平滑肌阵阵强烈收缩或小孩肠胀气引起的疼痛，是小儿急性腹痛中最常见的一种，常常发生在晚上，多半发生在 3 个月以内的婴儿，在一些容易激动、兴奋、烦躁不安的婴儿中常见。

　　为什么会引起肠绞痛呢？

　　1. 婴儿吸奶时没有掌握好，吞入大量空气，哭吵时也会吸入较多空气，形成气泡在肠内移动导致不舒服。

　　2. 有的妈妈给宝宝喂奶过饱使胃过度扩张引起不适。

　　3. 宝宝牛奶过敏也会引起诱发肠绞痛。

　　4. 兴奋型婴儿对周围的各种刺激敏感、易激动哭吵。

　　碰到肠绞痛该怎么办呢？

　　当婴儿肠绞痛发作时，妈妈应将宝宝竖抱，将宝宝头伏于大人肩上，轻拍宝宝背部排出胃内过多的空气，并可以用手轻轻按摩婴儿腹部，亦可用布包着热水袋（温度不宜过烫）放置婴儿腹部使肠痉挛缓解，如婴儿腹胀厉害，可用小儿开塞露挤进婴儿肛门，给婴儿进行通便排气，在这过程中，家人要密切观察婴儿，如有发热、脸色苍白、反复呕吐、便血等则应立即到医院检查。

　　西甲硅油来帮忙！

　　对于个别经常有腹胀出现的患儿，可给予西甲硅油乳剂，西甲硅油乳剂为胃肠调节或者治疗腹胀的药物，用于治疗由胃肠道中聚集了过多气体而引起的胃肠道不适，用法用量为：
婴儿：1ml（相当于 25 滴）西甲硅油混合到瓶装食物中，喂乳前或喂乳后服用。
1~6 岁儿童：每日 3~5 次，每次 1ml（相当于 25 滴）西甲硅油。6~14 岁儿童：每日 3~5 次，每次 1~2ml（相当于 25~50 滴）西甲硅油。西甲硅油可在就餐时或餐后服用，

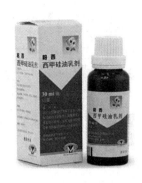

如果需要，亦可睡前服用。主要成分西甲硅油为一种稳定的表面活性剂，即聚二甲基硅氧烷。它可改变宝宝消化道中存在于食糜和黏液内的气泡的表面张力，并使之分解。这样在肠道内挤压的气体就可以释放出来，并可以被肠壁吸收，并通过肠的蠕动而排出，来达到缓解婴儿的腹胀情况。

随着宝宝的长大，消化道功能的完善，宝宝很快就会好的，让我们期待宝宝靠自己变得更强吧！

（潘丽娟）

（五）湿疹

湿疹是比较常见的皮肤敏感现象，多发生在 6 个月内的婴儿身上，常见的湿疹是过敏性皮炎，按轻重程度可分为三级，见下表：

湿疹程度分级

湿疹程度	皮肤干燥损伤	瘙痒	睡眠和生活
轻度	局部皮肤干燥（可伴有局部皮肤发红）	不频繁	无影响
中度	局部皮肤干燥、发红、渗液（可伴抓痕、局部皮肤增厚）	常伴瘙痒	有影响
重度	广泛区域皮肤干燥、发红（可伴抓痕、广泛性皮肤增厚、皲裂、渗液等）	持续瘙痒	每夜不能入眠（严重影响日常生活）

1. 如何护理：注意查找过敏源，并尽量避免接触或食用引起过敏的食物。如果是母乳喂养的话，母亲一定要在饮食上寻找过敏或刺激的食物。常见的有海鲜、奶类、辣椒等，最好一样一样的限制。

2. 药物治疗：

外用药膏：糖皮质激素软膏（艾洛松软膏、卤米松软膏、氢化可的松软膏等）、扑尔敏霜、炉甘石洗剂、外用抗生素软膏、可润软膏、葡萄糖酸氯己定软膏、尿素乳膏等。

内服药物：主要为抗组胺药，儿童常用西替利嗪糖浆或滴剂，氯雷他定糖浆等。

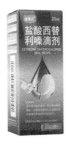

盐酸西替利嗪滴剂
● 1~2 岁儿童，早上和晚上各服用 0.25ml(2.5mg，约 5 滴)
● 2~6 岁儿童，早上和晚上各服用 0.25ml(2.5mg，约 5 滴) 或每天一次 0.5ml(5mg，约 10 滴)
● 6 岁以上儿童：早上和晚上各服用 0.5ml(5mg，约 10 滴) 或每天一次 1ml(10mg，约 20 滴)

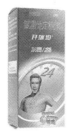

氯雷他定糖浆
● 2~12 岁儿童
● 体重 ≤ 30kg：一日 1 次，一次一勺（5ml ）
● 体重 >30kg：一日 1 次，一次两勺（10ml ）

3. 切莫"谈激素色变"

在治疗湿疹的过程中，家长往往"谈激素色变"，其实此激素非彼激素。糖皮质激素是中度以上湿疹的一线用药，涂抹在湿疹处，直接治疗皮肤炎症，对急慢性湿疹都有治疗作用，并且有研究表明，不仅能减少瘙痒，还能降低皮肤金黄色葡萄球菌的定植。激素软膏使用得当，不会导致副作用。经皮肤吸收入体内的激素量非常非常低，家长们不要因为担心而不使用激素软膏，一定要按照疗程、足量使用激素软膏。

轻度的，仅仅是皮肤有些干燥表现的，无需使用激素，仅保湿就行，可以使用尿素软膏等。中重度的，需要使用激素软膏。

（1）激素软膏种类的选择：激素软膏依据其收缩血管的效果，由弱到强分为 7 个等级。对于儿童来说，尽量用低等级的激素软膏，一般从 7 级开始用，到第 4 级即可。如果还要使用更高等级的激素软膏，需要儿童皮肤科医生的指导。

常用外用糖皮质激素效能分级（7 级）[1]

1 级（超强效）	0.05% 二丙酸倍他米松～增强剂——软膏 0.05% 氯倍他索——乳膏和软膏
2 级（高强效）	0.1% 糠酸莫米松——软膏 0.05% 二丙酸倍他米松——软膏 0.05% 氟氢松——乳膏和软膏
3 级（强效）	0.05% 二丙酸倍他米松——乳膏 0.005% 丙酸氟替卡松～～软膏 0.1% 戊酸倍他米松～～软膏
4 级（中强效）	0.1% 糠酸莫米松——乳膏 / 洗液 0.025% 氟氢松～软膏 0.1% 曲安奈德——乳膏
5 级（弱强效）	0.1% 丁酸氢化可的松——软膏 0.05% 丙酸氟替卡松——乳膏 0.1% 戊酸倍他米松——乳膏 0.025% 氟氢松——乳膏
6 级（弱效）	0.05% 二丙酸阿氯米松——乳膏和软膏 0.05% 地奈德——乳膏
7 级（最弱效）	氢化可的松或醋酸氢化可的松——乳膏和软膏

[1] 郑志忠. 外用糖皮质激素效能分级的临床意义 [J]. 中华皮肤科杂志，2017，40(9)：583-584.

（2）不同部位激素的选择：对于面部、会阴、皮肤皱褶处，因为吸收率高，建议使用弱效和最弱效的，对于躯干、四肢，可以使用中效、弱一中效的。这些部位也都可以使用中效、强效、超强效的，但要注意使用时长的问题。

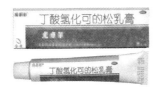

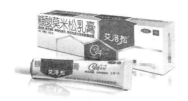

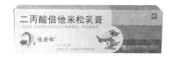

（3）激素软膏用量：从标准包装软管（口径为5mm）挤到食指一个指尖的外用药的剂量，可以涂抹自己两个手掌范围的皮肤，一个指尖是从食指指尖到第一指节处的长度。

（4）激素软膏的总量：建议对于婴儿，每月用量小于15g，对于儿童，每月用量小于30g。如果孩子湿疹严重，用量可以增加，需要在医生或药师指导下用药。

（5）激素软膏的使用频次和疗程：

激素使用频次：根据湿疹的严重程度，刚开始，湿疹严重时，每日可以使用2次；随着湿疹好转，可以减为每日1次；等变成轻度湿疹时，可以每周使用2~3次，直到湿疹完全好转后，停用就行了。

疗程：建议对面部连续使用激素软膏最好不超过2周，躯干四肢一直用到好就行，几个月是没有问题的。建议使用激素软膏一次性把湿疹治疗好再停，这样治疗好不容易复发，如果已经超过使用疗程，湿疹还不好怎么办？可以间隔使用，即不连续使用。

（6）激素软膏副作用：按照医嘱，规范使用激素软膏不会出现副作用，长期使用高强度的激素软膏，可能会导致毛细血管充盈、皮肤萎缩，但对于孩子来说，一般不会使用高强度的，所以基本没见过这些副作用。

什么时候使用抗生素软膏呢？对于没有皮肤感染的湿疹，使用外用抗生素软膏没有必要，只有有了皮肤感染表现，才推荐使用外用抗生素软膏。皮肤渗液、增厚不是感染的表现，出现化脓、脓包提示感染，因为皮肤金黄色葡萄球菌感染最常见，所以，推荐使用莫匹罗星软膏（百多邦）治疗，每日2~3次，到没有感染表现的时候停用，可使用1~2周时间。

（潘丽娟）

（六）幼儿急疹

幼儿急疹，又称婴儿玫瑰疹，是婴幼儿常见的一种以高热、皮疹为特点的疾病，多发生于春秋季，无性别差异，发病多在2岁以内，尤以1岁以内最多，潜伏期一般5~15天。人类疱疹病毒6、7型感染是引起幼儿急疹的病因。临床特征是在发热3~5天后热度突然下降，皮肤出现玫瑰红色的斑丘疹，病情减轻，如无并发症可很快痊愈。幼儿急疹预后良好，很少有并发症发生，无并发症时不必用抗生素。最重要的是做好发烧护理和出疹护理。

小小一贴派用场

幼儿急疹时发热是主要表现，这时需要及时做好退热护理，体温没有超过38.5℃时，采用温水擦浴、洗澡、退热贴等辅助降温，退热贴是近几年来较畅销的一款降温神器，使用方便，刺激性较弱，可以贴于患儿前额、太阳穴两侧、腋下、颈后部、脚背等地方（见图），放入冰箱冷藏后使用，降温效果更好。当体温超过 38.5℃时，需要及时使用退热药物防治高热惊厥的发生，如对乙酰氨基酚混悬滴剂、布洛芬混悬液等，退热药可间隔 4~6h 重复用药 1 次，24h 内不超过 4 次。详细介绍可参考本书上呼吸道感染发热一节。

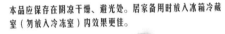

本品应保存在阴凉干燥、避光处。居家备用时放入冰箱冷藏室（勿放入冷冻室）内效果更佳。

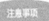

为保持效果及卫生，每片不要重复使用。
勿贴在有伤口、敏感性的皮肤、近眼睛及嘴部位置；
初生婴孩、小童应在成人监督下才可使用；
本品为外用贴剂，谨防误食。

宝宝出疹不能吹风和碰水？

很多家长，特别是老一辈，认为出疹后，宝宝的皮肤不能吹风，也不能碰水，不然会留疤，于是将宝宝裹得严严实实。其实这样的做法是错误的。儿科界男神崔玉涛说过，幼儿急疹它不怕风不怕水，1~2 天后红疹会自行消退，也不会留下疤痕，不需特殊护理。宝宝可以洗澡，爸妈也不要给宝宝穿过多的衣服，尽量保持皮肤干净，室内通风。

冷静观察，及时就医

幼儿急疹虽然并不可怕，但是在没有出疹前往往不好诊断，宝宝的唯一症状就是发热，对于持续数天的高热，没有爸妈是能够淡定地等上 3~5 天的。所以我们建议以下情况及时就医：1. 爸妈们首先观察孩子的精神状态，出现萎靡、不肯进食等症状时，及时去医院；

2.使用退烧药物后，高热仍不能退去的；3.发热并出现其他异常症状时，如孩子口咽部出现疱疹等。

有没有药物可以用?

除了在高热时给予退热处理外，鉴于幼儿急疹为病毒型感染引起，也可以适当地服用具有抗病毒的中成药如抗病毒口服液、双黄连口服液、板蓝根颗粒、小儿清热解毒口服液等。

（潘丽娟、钱晓丹）

二、急性上呼吸道感染

（一）什么是急性上呼吸道感染

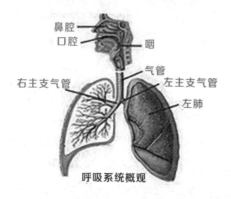

呼吸系统概观

生活中大家都得过感冒，而宝宝感冒往往是家常便饭，宝宝生病时妈妈操碎了心，感冒我们称为急性上呼吸道感染—简称上感，是包括鼻腔、咽或喉部急性炎症的总称。广义的上感不是一个疾病诊断，而是一组疾病，包括普通感冒、病毒性咽炎、喉炎、细菌性咽～扁桃体炎。狭义的上感又称普通感冒，是最常见的急性呼吸道感染性疾病，具有自限性特点，但发生率较高。成人每年发生 2~4 次，儿童发生率更高，每年 6~8 次。全年皆可发病，冬春季较多。

患有上呼吸道感染以后，患者的身体状态整体是非常差的，看着孩子蔫蔫的，家长们的心情肯定也是非常难受的，因此，在发现孩子患有了上呼吸道感染疾病之后，一定要及时地进行治疗。那么对于小儿上呼吸道感染的治疗方法主要有哪些呢?

1. 及时退热

感冒后可引起发烧，发热 (发烧) 是指人体体温升高，超过正常范围 (正常人的体温在 37℃ 左右)。有些孩子发烧后，温度很高，并且出现高热惊厥 (也就是俗话说的抽风)，这是非常严重的。因此孩子发热时，及时控制好体温很关键。一般应将体温控制在 38.5℃ 以下，当超过 38.5℃ 应及时用药退热，就可避免发热抽风。

2. 抗感染

由于上呼吸道感染多由病毒引起，治疗上要以抗病毒为主，故主张暂不用抗生素，可在医生指导下选用一些适合小儿的中成药。若确定了细菌感染，则应给予有效的抗生素。

（二）正确使用退烧药

儿童发烧是如何判断的呢?

发烧到多少度可以使用退烧药?

一般建议 38.5℃ 以下进行物理降温，如减少衣服、多喝水、使用退热贴、温水洗澡等等，而高于 38.5℃ 则需要使用退烧药，每次服药要间隔 4~6h。但对有高热惊厥史的孩子可适当积极退热。

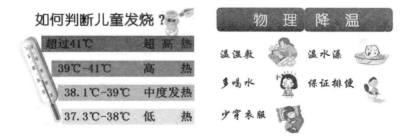

退烧药的剂型很多，包含片剂、水剂、栓剂、贴剂和针剂，可根据孩子的年龄选用适当的剂型。但打针是最不安全的方法，容易发生不良反应，除非过高的体温，否则一般不用。

1. 常用的退烧药

常用的退烧药有对乙酰氨基酚、布洛芬等。这些药物皆为解热镇痛药，通常对胃肠道都有些刺激，应予注意。

（1）对乙酰氨基酚：适用于 3 个月以上的儿童

宝宝发烧，首选的退烧药是对乙酰氨基酚，又名扑热息痛，儿童服用对乙酰氨基酚的日常每次最大剂量为每千克体重 15mg，每 4~6 小时 1 次，1 天最多 4 次。

需要注意的是，对乙酰氨基酚合理剂量下使用安全性高，但超过最大剂量服用会造成肝损伤。常用的复方感冒药中，往往含有"对乙酰氨基酚"，如儿童用的氨酚烷胺颗粒、氨酚黄那敏颗粒、氨酚麻美糖浆、酚麻美敏混悬等，因此，如果家长在给宝宝服用退烧药的同时也在服用复方感冒药，则一定要看清楚成分，以防过量服用。

（2）布洛芬：适用于 6 个月以上的儿童

在使用对乙酰氨基酚退烧无效的宝宝，可以考虑使用布洛芬退烧，临床常用剂型有混悬液和栓剂。如果宝宝有蚕豆病，则应避免使用对乙酰氨基酚，但是可以使用布洛芬。儿童服用布洛芬的日常最大用量为每次每千克体重 10mg，每 6 小时 1 次，1 天最多 4 次。布洛芬退烧作用比较强，退烧过程中会导致人体大量出汗，因此布洛芬退烧不适用于有脱水症状的患者。此外，布洛芬通过肾脏排泄，肾脏功能不好的患者也要谨慎使用。

2. 退烧药的使用原则

（1）孩子发热不要急于服退热药

发热是身体的一种防御性反应，有利于歼灭入侵的病菌，对孩子的正常生长发育也有好处。所以孩子低热时不要急于退烧。但高热时（39℃以上）应在医生指导下退热，退热的最好办法是物理降温。如物理方法不能使体温下降，可配合使用退热药。退热后要停用。

（2）持续高烧不退可考虑对乙酰氨基酚和布洛芬交替使用

如果宝宝持续高烧不退，可考虑将对乙酰氨基酚和布洛芬交替使用。对乙酰氨基酚最小给药时间间隔是 4h，当对乙酰氨基酚用了最大剂量后两小时热度还没退下来，这时可交替使用布洛芬，因为这两种药交替使用的最小时间间隔是两小时。交替使用时，两药各自每天最多使用的次数不变。

（3）还要注意以下几个问题

解热镇痛药用于退热纯属对症治疗，并不能解除疾病的致热原因，由于用药后改变体温，可能掩盖病情，影响疾病的诊断，应引起重视；为避免药物对胃肠道的刺激，退烧药宜在餐后服用；剂量不得过大，服用时间不应过久；服药期间要多喝开水，促进药物的吸收和排泄，减少药物对小儿身体的毒害；使用退热药时不宜饮用含有酒精的饮料；小儿或其家庭成员有解热药过敏史者，不要用退热药；退热药不要和小苏打、氨茶碱等碱性药同时服用，否则会降低退热的效果。

【药师建议】对于 6 个月以上的婴幼儿，以上两种药都可以用。对乙酰氨基酚退热速度快，不良反应少，但控温时间短；布洛芬退热起效稍慢，但退高热效果一般可持续 4~6h。不要使用复方阿司匹林，因为它有兴奋作用，而婴幼儿的神经抑制功能尚未健全，高热时使用，易诱发惊厥，还会因大量出汗引起虚脱。

（三）感冒用药种类多，多药联用需谨慎

如今每个家庭里基本都备有常用药，碰到感冒发烧、头痛腹泻往往就会找一些药来吃。然而，对于这些药品你了解多少，你真的会吃药吗？据调查，超过 50% 的家长对婴幼儿应谨慎使用的药物缺乏了解，特别容易重复用药，有的甚至还有滥用的倾向，从而导致过量。

1. 感冒药的种类

我们平时所说的儿童感冒药，通常指的是适用于上呼吸道感染的儿童非处方药。由于感冒发病急促，症状复杂多样，因此采用单一药物不能缓解所有症状，一般多采用复方制剂。这类药物并不能治愈感冒，只是缓解感冒引起的各种不适症状。

（1）西药：

常用的组方搭配有：

① 解热镇痛药：退热和缓解头痛、关节痛等症状，例如对乙酰氨基酚、布洛芬等。

② 鼻黏膜血管收缩药：减轻鼻窦、鼻腔黏膜血管充血，解除鼻塞症状，例如苯丙醇胺、伪麻黄碱。

③ 抗过敏药：组胺拮抗剂可使下呼吸道的分泌物干燥和变稠，减少打喷嚏和鼻溢液，同时具有轻微的镇静作用，例如马来酸氯苯那敏（扑尔敏）和苯海拉明等。

④ 镇咳药：如氢溴酸右美沙芬。

临床常用的制剂有对乙酰氨基酚滴剂、布洛芬混悬液、小儿伪麻美芬滴剂、小儿氨酚黄那敏颗粒、酚麻美敏混悬液、美敏伪麻溶液。

（2）中成药

临床常用一些具有抗病毒、清热解毒、疏风驱寒的中成药，如

双黄连口服液、板蓝根颗粒、抗病毒口服溶液、牛磺酸颗粒、小儿感冒颗粒、小儿柴桂退热颗粒、小儿豉翘清热颗粒、金莲清热泡腾片、清开灵分散片、抗感颗粒等来辅助治疗感冒。

2. 临床常用感冒药的用法及注意事项

小儿伪麻美芬滴剂：主要成分为盐酸伪麻黄碱和右美沙芬。适用于幼儿由于感冒、枯草热或其他上呼吸道过敏引起的鼻塞、流涕、咳嗽等症状的对症治疗。每4~6h可重复用药，每24h用药不超过4次，或遵医嘱，儿童用量见下表：

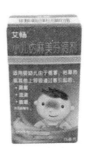

小儿伪麻美芬滴剂儿童用量

年龄（月）	体重（kg）	一次用量（ml）
0~3	2.5~5.4	0.4
4~11	5.5~7.9	0.8
12~23	8.0~10.9	1.2
24~36	11.0~15.9	1.6

如症状在5天内无改善或伴发热、皮疹或头痛应请医师诊治。

小儿氨酚黄那敏颗粒：主要成分为对乙酰氨基酚、牛磺酸、马来酸氯苯那敏。用于鼻塞、食欲不振、流涕、咽喉肿痛、咳嗽、发热。温开水冲服，一日3次，儿童用量见下表：

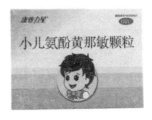

小儿氨酚黄那敏颗粒儿童用量

年龄（岁）	体重（kg）	一次用量（袋）
1~3	10~15	0.5~1
4~6	16~21	1~1.5
7~9	22~27	1.5~2
10~12	28~32	2~2.5

1岁以下儿童应在医师指导下使用；如服用过量或出现严重不良反应，应立即就医。

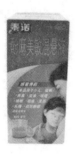

酚麻美敏混悬液：主要成分为乙酰氨基酚、伪麻黄碱、盐酸右美沙芬、马来酸氯苯那敏。本品用于小儿，可减轻普通感冒或流行性感冒引起的发热、头痛、四肢酸痛、喷嚏、流涕、鼻塞、咳嗽、咽痛等症状。2岁以下小儿应遵医嘱，12岁以下儿童用量见下表：

酚麻美敏混悬液儿童用量

年龄（岁）	体重（kg）	一次用量（ml）
2~3	12~14	2.5~3.5
4~6	15~20	4~4.5
7~9	22~26	6
10~12	28~32	8

若症状不缓解，可间隔4~6h重复用药1次，24h不超过4次。若服药3天后持续发热，请咨询医师；伴有多痰的咳嗽、由哮喘引起的慢性咳嗽在使用本品前请咨询医生。

小儿柴桂退热颗粒：主要成分为柴胡、桂枝、葛根、浮萍、黄芩、白芍、蝉蜕适用于发汗解表，清里退热。用于小儿外感发热引起的发热，头身痛，流涕，口渴，咽红，溲黄，便干等。开水冲服，每天 4 次，对于 1 岁内儿童，一次 2g；1~3 岁，每次 4g；4~6 岁，每次 6g；7~14 岁，每次 8g。3 天为一个疗程。

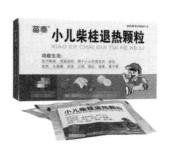

3. 如何选用感冒药?

（1）对于只表现为鼻塞、喷嚏、流涕、流泪等感冒患者，西药可以选用含有抗过敏和缩血管成分的感冒药，如小儿伪麻美芬滴剂、美敏伪麻溶液、牛磺酸等。

（2）只是单纯的发热头痛而没有其他症状的患者可选用只有解热镇痛药的单方制剂，如布洛芬、对乙酰氨基酚等；

（3）在头痛、发热、全身不适症状基础上还伴有鼻塞、打喷嚏、流鼻涕等感冒症状的患者，可选择含有解热镇痛成分、抗过敏成分、缩血管成分的感冒药，如酚麻美敏混悬液（泰诺）、小儿氨酚黄那敏颗粒（康普力星）等。

（4）因感冒多为病毒引起，如为病毒性感冒，可同时选用含有抗病毒成分的中成药作为辅助治疗，如小儿柴桂退热颗粒、小儿豉翘清热颗粒、金莲清热泡腾片、抗感颗粒、双黄连口服溶液、板蓝根颗粒、抗病毒口服溶液等。

（5）感冒药分期选用

① 感冒早期，一般为起病的 1~2 天。大多有程度不同的过敏症状，如喷嚏、鼻塞、流涕、咽痒、身冷、轻度恶寒或恶风。此期治疗原则重点是抗过敏，故应服用含有抗过敏成分的感冒药为主。

②发作期，即起病后 2~4 天。症状是发热、恶寒、体温升高；咽痛、头痛，全身关节或肌肉酸痛；轻度咳嗽、咯白痰。此时应及时改服解热镇痛类感冒药，或加服抗病毒药和抗感冒的中成药，必要时加服止咳化痰药。

③感冒后期，若发作期症状不能控制，则易发生咽炎、喉炎、扁桃体炎及支气管炎等呼吸系统疾病。此期除对症治疗外，还应在医生指导下使用抗生素或抗病毒药物治疗。

（四）感冒时必须要用抗生素吗

感冒是一种上呼吸道疾病，90% 的感冒是由病毒引起的。抗生素对病毒无效。一般感冒若服用了抗生素，不但起不了治疗的作用，反而会增加毒副作用，并诱发细菌产生耐药性。

1. 抗生素的使用原则

那么什么是抗生素？大家实际上对抗生素并不陌生，严格意义上讲，抗生素是由某些微生物在代谢过程中产生的具有抑制或杀灭其他病原微生物作用的化学物质。抗生素并不是"万能药"，它仅适用于由细菌等部分微生物引起的炎症发热，对引起病毒性感冒、流感等的病毒几乎无效，所以无并发症的普通感冒患儿很少需要使用抗生素，只有在下列情况下，可考虑给患儿合并用抗生素：当感冒症状已经持续多时、咳嗽厉害、黄痰、体温持续不退或退后复升、服用抗病毒药物不能退热；预防 6 个月龄以下婴儿发生继发性细菌感染；血液检查白细胞数明显增高、C 反应蛋白增高；经常患扁桃体炎；出现支气管炎或肺炎等，考虑并发细菌感染时才需要使用抗生素。

2.抗生素使用时的误区

（1）普通感冒滥用抗生素

流行病学调查证明，90% 以上的上呼吸道感染是由病毒感染引起的，通过多喝水、多休息，吃含 VC 丰富的水果、对症治疗，一般 5~10 天可以自愈。因此上呼吸道感染用抗生素是不合适的。上面也讲述了普通感冒和抗生素的概念，对纠正这一误解大有好处。而且长期使用链霉素、庆大霉素、卡那霉素等抗生素，会对孩子听神经造成影响，引起眩晕、耳鸣，甚至耳聋；长期使用氯霉素，可能引起再生障碍性贫血。

（2）抗生素越高级越好

不少家长常常对医生讲："只要病情好转得快，用贵一点的抗生素也没关系。""我孩子平时用药用多了，一般抗生素对我孩子没有用。"认为抗生素越贵越高级，效果越好。

在门诊，第 2 代、第 3 代头孢菌素经常使用，有些父母看抗生素效果不错，吃完后就又去药店买来给孩子继续用，这是不当的，一方面长期使用可以导致细菌耐药，另一方面必将造成药品资源浪费、医疗费用增加和不良反应产生。再有对儿童来说，过早或者过量的使用抗生素，当机体在受到病菌侵袭时就无效了，这就会对治病带来一定麻烦，而且对婴幼儿肝肾及其他身体部位也会有所损伤。因此，抗生素不要擅自使用，也不是越高级越好，一定要遵医嘱。

（五）输液未必好得快

现在，儿童感冒输液是常有的事，也是医生采取的主要治疗手段。有些家长认为输液比吃药治感冒效果好，孩子可少受罪。实际上这是个大误区，感冒有其自然的病程，即使输了液，也不能立即治愈。只要不脱水，用药原则上应是尽量采取口服。

1. 输液利于退烧

静脉输液是一种医疗方法，是为了纠正或补充体液的不足，但绝不是治疗常见发烧、感冒的方法。对于发烧，只是感染性疾病的常见症状。退热药物可暂时解决高热问题。由于退烧过程是通过体内向外界散发热量的过程，需要大量水分参与。所以，入量不足或丢失过多都会影响退热药物的效果，适当输液，纠正体内水分不足，利于退烧，但是绝对不能理解成发热时必须输液，我们也可以通过多喝水来给孩子增加水分。

2. 感冒输液需慎重

感冒输液不仅费用贵，而且存在很大的风险。在药物治疗中，不同的药品都有可能出现一定的副作用。当人们使用口服的药片、口服液、胶囊的时候，药物通过消化系统进入血液，这个过程相对比较缓慢，造成的不良反应也相对比较轻。一些可能引起过敏的杂质可能在消化道里就被分解掉了。而静脉滴注是一种侵入性、有创伤性的，药物就能够通过针管直接进入血液循环系统，引起发烧、皮炎、皮疹等不良反应。输液器具在生产和储藏过程中如果受到污染，或者输液部位的皮肤没有经过完全消毒，或者配药的时候操作不规范，输液的过程还会成为一道桥梁，让病毒、细菌能够轻松进入人体。如果使用的药液浓度过稀或者过浓，就可能在进入人体后，破坏体内的电解质平衡。大量输液还会对儿童心脏造成损害，增加心脏负担。这些都说明输液是有风险的，会引起一定的输液反应、药物过敏反应等，我们一定要慎重对待，能口服就尽量不要输液。

（刘飞、黄兴兰）

三、下呼吸道感染

（一）认识支气管炎与肺炎

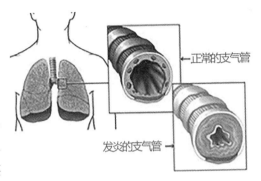

支气管炎是指气管、支气管黏膜及其周围组织的慢性非特异性炎症，主要是由病毒和细菌的反复感染引起的。具体原因有：气温下降、呼吸道小血管痉挛缺血、防御功能下降等；烟雾粉尘、污染大气等慢性刺激；吸烟使支气管痉挛、黏膜变异、纤毛运动降低、黏液分泌增多；过敏因素也有一定关系。

肺炎是指终末气道、肺泡和肺间质的炎症。可由细菌、病毒、真菌、寄生虫等致病微生物，以及放射线、吸入性异物等理化因素引起。临床主要症状为发热、咳嗽、咳痰、痰中带血，可伴胸痛或呼吸困难等。幼儿性肺炎，症状常不明显，可有轻微咳嗽。细菌性肺炎采用抗生素治疗，7~10天多可治愈。病毒性肺炎的病情稍轻，抗生素治疗无效。

（二）止咳药不能乱用

咳嗽对于儿童来说，非常普遍。咳嗽通常是由呼吸道感染引起的，它是一种人体本能的自我保护反应，是人体清理呼吸道，排除多余的分泌物、微生物、异物的一种生理活动。轻度咳嗽有利于排痰，无需应用镇咳药；只有在无痰或少痰而咳嗽频繁、剧烈时适宜用镇咳药；痰液较多时只用镇咳药将会使痰液滞留在气道反而不利，可能需要联合祛痰药一起服用。

"止咳药"是老百姓常说的口语，以祛痰、消痰、制止和减轻咳嗽气喘为主要作用的一类药，称为："化痰止咳平喘药"。

1. 止咳药的分类

（1）中枢性止咳药：如吗啡、可待因类、右美沙芬等，镇咳作用强而迅速，但吗啡和可待因有成瘾性，应该慎用，每天服用不要超过30ml。此外，含有可待因成分的合剂，如复方磷酸可待因口服溶液不要长期服用。而右美沙芬在镇咳剂量下对呼吸系统无抑制作用，不会产生成瘾性，目前市面上的一些止咳药如美敏伪麻溶液等均含有右美沙芬成分，可以放心地给儿童使用。

（2）外周性止咳药：这类药通过降低呼吸道感觉神经末梢对刺激的敏感性而产生止咳效果的。包括局部麻醉药和呼吸道黏膜防护剂。与中枢性止咳药相比，其止咳作用较弱，但不具有成瘾性。如苯丙哌林、甘草合剂等。

2. 祛痰药分类

（1）恶心祛痰药：口服后可刺激胃黏膜，引起轻度恶心，反射性地促进呼吸道腺体的分泌增加，从而使黏痰稀释便于咯出，如氯化铵、桔梗等。

（2）刺激性祛痰药：是一些挥发性物质，加入沸水中，其蒸气挥发可刺激呼吸道黏膜，增加分泌，使痰稀释便于咯出，如桉叶油。

（3）黏液溶解剂：可分解痰液中的黏性成分，使痰液液化，黏滞性降低而易咯出，如乙酰半胱氨酸、黏多糖等。

（4）黏液调节剂：作用于气管和支气管的黏液产生细胞，使分泌物黏滞性降低，痰液变稀而易咯出，如溴己新、盐酸氨溴索。

3. 复方止咳化痰药

多为一些中成药用于一般性咳嗽及上呼吸道感染性咳嗽的治疗。常用的有复方甘草合剂、消炎止咳片、复方桔梗止咳片、小儿肺热咳喘口服溶液、蜜炼川贝枇杷膏、川贝止咳露、强力枇杷露。含有糖浆等成分的药物，口服后，能覆盖在发炎的咽部黏膜上，使黏膜少受刺激，而达到止咳作用。

4. 选药原则

（1）因过敏引起的：应选用抗过敏的扑尔敏、酮替芬、苯海拉明等。

（2）因普通感冒、咽喉炎引起的：咳痰患者应使用止咳祛痰药。如轻咳、干咳、痰量少可使用复方甘草合剂；如咳嗽剧烈、频繁、夜间加剧或已经影响睡眠可选用复方磷酸可待因口服溶液，如咳嗽时黏痰或痰液较多可选盐酸氨溴索。

（3）还要考虑其他因素。由于是给儿童服用，因此剂型上应选择易吸收的口服糖浆，最好配有专用的量杯和安全瓶盖设计，以便掌握服用剂量以防止误服。另外，药物本身口感好也是提高宝宝服药兴趣的一大关键。目前，市面上有许多专门针对儿童的止咳药物，例如美敏伪麻溶液就有一款泡泡糖口味的"儿童制剂"，家长可以选用。

5. 介绍几种常见的止咳药

（1）右美沙芬口服液：主要成分是氢溴酸右美沙芬，用于干咳包括上呼吸道感染、支气管炎等引起的咳嗽。12岁以上儿童及成人：一次10~15ml，一日3~4次。12岁以下儿童用量见下表：

右美沙芬口服液儿童用量

年龄（岁）	体重（kg）	一次用量（ml）
1~3	10~15	1.5~2
4~6	16~21	2~3
7~9	22~27	3~4
10~12	28~32	4~5

　　1岁以下儿童服用本品前请咨询医师或药师。用药7天后，若症状未缓解或加重，或伴随发烧、皮疹、持续性头疼，请停服并立即就医；哮喘、痰多患者慎用。如正在使用其他药品，使用本品请咨询医师或药师。

　　（2）盐酸氨溴索口服溶液：适用于痰液黏稠不易咳出者。本品最好在进餐时间服用。具体用量见下表：

盐酸氨溴索口服溶液的用量

年龄（岁）	一次用量（ml）	次数/日
1~2	2.5	2
3~6	2.5	3
7~12	5	2~3
12岁以上及成人	10	2

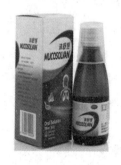

　　注意避免与中枢性镇咳药（如右美沙芬等）同时使用，以免稀化的痰液堵塞气道；本品为一种黏液调节剂，仅对咯痰症状有一定作用，在使用时应注意咳嗽、咯痰的原因，如使用7日后未见好转，应及时就医。

（3）小儿止咳糖浆

【主要成分】甘草流浸膏、桔梗流浸膏、氯化铵、橙皮酊。

【适应症】祛痰，镇咳。用于小儿感冒引起的咳嗽。

【用法用量】口服，2~5岁一次5ml，2岁以下酌情递减，5岁以上一次5~10ml。一日3~4次。

【注意事项】忌食生冷辛辣食物；本品含氯化铵，肝肾功能异常者慎用；服药3天症状无改善者，应及时就医；本品不宜久服。

6. 止咳药服用的几种误区

（1）只要是咳嗽，统统使用止咳药

很多人认为只要出现咳嗽，就应该使用止咳药。以为只要服用了止咳药，咳嗽就会戛然而止。的确，轻度干咳或痰量很少的患者，可选用复方甘草合剂等止咳药。剧烈干咳，咳嗽频繁，夜间加重，甚至影响睡眠的咳嗽患者，可在医生指导下使用中枢止咳药，如可待因等。

但需要注意的是，并非所有的咳嗽都需要使用止咳药。例如，咳嗽时出现痰液，且痰量逐渐增多，黏度变稠，颜色变黄时，往往表明呼吸道炎症加重，此时不宜使用止咳药，而应选用祛痰药，必要时还需使用抗生素，以免痰液滞留，诱发肺部感染。咳嗽应针对病因治疗，只有去除病因，咳嗽才能真正治愈。例如，因过敏引起的咳嗽应选用抗过敏药如扑尔敏等治疗。

（2）同时服用多种咳嗽药好得更快

许多患者出现咳嗽后，往往自我服用止咳药，并且想当然地认为如果同时服用几种止咳药，咳嗽会好得更快。其实，不同商品名的止咳药往往配方相似，无需服用多种止咳药。如果同时服用两种以上的止咳药，可能某一种有效成分的摄入量会超过安全剂量范围，出现不良反应。

临床上经常使用复方止咳祛痰药，其成分不仅有止咳药、祛痰药，也适当加入了支气管扩张剂或抗组胺药等。服药时要注意药物的叠加作用。

（3）咳嗽马上服抗生素

大多数人出现咳嗽症状后，马上想到的是服抗生素，觉得如果不服用抗生素，咳嗽就会好得慢，症状就会加重。其实，抗生素的选择应根据咳嗽、咯痰的性质来决定。如普通感冒引发的咳嗽，主要是由病毒引起的，而抗生素对于病毒感染无效。只有在咳嗽同时出现咯痰，痰量逐渐增多，并且痰液变黄，考虑并发细菌感染时，在医生指导下才可服用抗生素，用对了抗生素也才会有效。

（4）止咳中药没有副作用，可以长时间使用，或加大剂量服用

许多咳嗽患者认为，止咳中药药性平和，没有副作用，因此可以长时间使用。还有的患者认为，中成药药性缓慢，需加大服用剂量才会有效。中药辨证相对西药较复杂，咳嗽分为热咳、寒咳、伤风咳嗽、内伤咳嗽，止咳药也有寒、热、温、凉之分，若不对症服用，止咳效果必定不好。

至于随意加大中成药剂量，也是错误的。因为有的止咳药中含有镇静剂，服用时有严格的剂量限制。即使不含西药成分的止咳药，也不可过量使用，例如强力枇杷露，大剂量服用可导致痰液排泄不畅，以及有成瘾性。

（5）止咳药水会成瘾，最好不要服

一些患者听说，服用止咳药水容易成瘾，就害怕甚至拒绝服用止咳药水，以致咳嗽反复不愈，严重影响了工作和学习。通常，含有可待因、吗啡的止咳药，虽然止咳效果好，但长期服用有一定的副作用，易耐受和成瘾，必须在医生指导下谨慎服用。而含有右美沙芬等的止咳药，其作用与可待因相似或稍强，治疗剂量对呼吸中枢无抑制作用，也无成瘾性，故多种非处方性止咳药含有本品，是目前临床上应用最广的非依赖性止咳药。另一种是周围性止咳药，包括以糖浆、蜂蜜和枇杷膏等为代表的中成药，在临床上也常常使用。因此，当用止咳药时还是该用，但也不能滥用。

（6）服止咳药水后，马上喝大量水或饮料

许多人在服用止咳药水后，为尽快消除口中难闻的药味，常马上喝大量水或饮料冲洗口腔。还有的人以为，服药后多喝水，有利

于药物吸收。的确，服药多喝水可促使药物在胃中崩解，有利于药物的吸收，可加速药物通过咽、食道，有保护食道的作用。但服用止咳药水后不适宜多喝水，因为大部分止咳药水除了含有镇咳、祛痰的主要成分外，还含有糖浆、甘草等局部湿润和呼吸道保护作用的成分。如果服用止咳药水后，马上喝大量的水或饮料，可使止咳药水局部浸润作用大大降低，影响疗效。

（三）如何正确选用抗生素

在儿童如何合理使用抗生素、认识其副作用方面，许多家长都一知半解。

1. 什么情况下需用抗生素？

一般来说，细菌性感染需使用抗生素，一旦确定细菌性感染，抗生素使用是主要的治疗手段。在选择抗生素时应根据不同细菌种类和药敏试验来选择，同时还应考虑不同抗生素的抗菌作用、抗菌谱、药物不良反应、儿童用药剂量等。若诊断为病毒感染和不明原因发热，不宜早期应用抗生素。

2. 儿童使用抗生素有什么副作用吗？

任何抗生素使用均有可能发生副作用。抗生素有三大副作用：过敏反应、毒性反应、局部刺激反应。不同类的抗生素各有不同的副作用。

（1）青霉素类：青霉素类药物组织毒性极微，除口服有轻微的胃肠道症状外，一般无毒性反应。但青霉素类可有比较严重的过敏性休克反应，因此，每次使用均需要做皮试；如有青霉素类过敏史，则应使用其他药物治疗。

（2）头孢类抗生素：头孢类抗生素药物总体毒性较低，对某些敏感儿童会引起皮疹，有的有肾毒性作用，对肝功能有轻微影响，但停药后即可恢复，对肝肾功能损害的儿童应该慎用。

（3）大环内酯类抗生素：口服恶心、呕吐、腹痛、腹泻等症状较为常见，静脉用药可引起静脉疼痛和静脉炎。红霉素长期服用可引起肝脏损害，临床已逐渐少用。阿奇霉素作为治疗非典型病原感染的首选药物，胃肠道反应虽已减轻，但仍然存在。

（4）氨基糖甙类抗生素：其不良反应主要包括神经毒性和肾毒性，对于易感儿童可导致听力下降，甚至耳聋，或出现蛋白尿、血尿、管型尿等。6岁以下儿童一般禁用。

（5）林可霉素和克林霉素：林可霉素和克林霉床素的临床副作用较少。

（6）万古霉素：主要用于耐药的金葡菌感染，但有肾毒性、耳毒性，肾功能不全及年幼儿慎用。

（7）喹诺酮类：会引起儿童的软骨损害，18岁以下儿童禁用。

（8）磺胺类：口服恶心、呕吐较常见，长期服用会抑制骨髓造血功能，引起白细胞减少，还有肾毒性。

3. 临床上儿童常用的抗生素

（1）阿莫西林克拉维酸钾

本品为青霉素类复方制剂，每片含有阿莫西林（抗感染药）0.2g和克拉维酸钾（β-内酰胺酶抑制药）28.5mg。本品可直接口服或用温开水溶解后服用，每12小时一次。成人和12岁以上小儿，一次2~4片；7~12岁儿童，一次一片半；2~7岁儿童，一次1片；9个月~2岁儿童，一次半片。严重感染时剂量可加倍。未经重新检查，连续治疗期不超过14日。其主要不良反应为过敏反应，轻者可引起皮疹，重者可引起过敏性休克、药物热和哮喘等。在服用前需做皮试。皮试阳性反应者、对本品及其他青霉素类药物过敏者及传染性单核细胞增多症患者禁用。

（2）头孢克洛干混悬剂

本品为头孢类抗菌药，宜空腹口服，因食物可延迟其吸收，但牛奶不影响本品吸收。小儿按体重一日 20~40mg/kg，分 3 次给予，但一日总量不超过 1g。其常见的不良反应为胃肠道反应，血清病样反应较其他抗生素多见，小儿尤其常见，典型症状包括皮肤反应和关节痛；主要的不良反应为过敏反应，对本品及其他头孢菌素类过敏者禁用；与青霉素类或头霉素有交叉过敏反应，因此对青霉素类、青霉素衍生物、青霉胺及头霉素过敏者慎用。长期服用本品可致菌群失调，引发继发性感染。

（3）阿奇霉素干混悬剂

阿奇霉素为大环内酯类抗生素，可用于治疗敏感细菌所引起的感染，如鼻窦炎、咽炎、扁桃体炎等引起的上呼吸道感染；支气管炎、肺炎等引起的下呼吸道感染；皮肤和软组织感染；中耳炎等。每天服用一次，服用时将本品倒入杯中，加入适量凉开水，溶解摇匀后口服。可与食物同时服用。小儿用量：按体重 10mg/kg 顿服，连服 3 天。

本品一般耐受性良好，不良反应发生率低，多为轻到中度可逆性反应。常见不良反应有胃肠道反应：腹泻、腹痛、稀便、呕吐等和皮肤反应：皮疹、瘙痒等。对阿奇霉素、红霉素或其他任何一种大环内酯类药物过敏者禁用。用药期间如果发生过敏反应（如血管神经性水肿、皮肤反应等），应立即停药，并采取适当措施。

4. 合理用药，切勿滥用

要合理用药，防止滥用抗生素，需要注意以下几个原则：

（1）诊断为细菌感染者，方有应用指征。

（2）按照药物的抗菌作用及其体内过程特点选择用药。

（3）不要盲目选用高效抗生素，以降低产生超级细菌的诱导频率，延长抗生素的有效使用寿命。

（4）轻症感染可口服患者应选择口服吸收完全的抗生素，重症全身性感染者应静脉给药，以确保药效；尽量避免局部用药，以减少耐药性和过敏反应的发生。

（5）应用抗生素时剂量要足，疗程要够，对于一般感染，抗生素应用至体温正常、症状消退后72~96h；在48~72h内疗效不显著者，应考虑改用其他药物或者调整剂量。

（6）临床多数细菌感染性疾病仅用一种抗生素就可控制，联合用药仅适用于以下少数情况：病因未明的严重感染；单一抗菌药物不易控制的混合感染或严重感染；长期应用细菌易产生耐药性的慢性感染；抗菌药物不易渗入部位的感染；为增强疗效或减少不良反应的必要联合等。

（刘飞、黄兴兰）

四、儿童支气管哮喘

（一）认识支气管哮喘

支气管哮喘是儿童时期最常见的慢性气道疾病。它到底是一种什么疾病，发作时又有怎样的表现呢？

支气管哮喘是一种以慢性气道炎症和气道高反应性为特征的异质性疾病，以反复发作的喘息、咳嗽、气促、胸闷为主要临床表现，常在夜间和 / 或者凌晨发作或加剧。

儿童哮喘的临床特点：哮喘常在外界诱因的条件下发作，诱因呈多样性，比如上呼吸道感染（感冒）、粉尘、情绪激动时（大笑、哭闹）、剧烈运动、气候变化等；通常在秋冬季或换季时发作或加重，夜间及凌晨发作，一旦遇到可发作的诱因就会突然发作或加重；此疾病常伴有呼吸气流受限，平喘药通常能够缓解症状。

尤其是在患儿合并有湿疹、变应性鼻炎等其他过敏性疾病时，发现上述症状如咳嗽、喘息、气短、胸闷时应及时就诊，防止疾病的进一步加重。

（二）哮喘急性发作首选药

什么是哮喘急性发作？是指孩子突然发生喘息、咳嗽、气促、胸闷等症状，或者孩子原先的哮喘症状突然间急剧加重，如果不及时采取药物进行控制，患儿会因为呼吸困难，最后危及生命。

吸入速效 β_2 受体激动剂（SABA），沙丁胺醇或特布他林，是治疗儿童哮喘急性发作的首选用药，适用于任何年龄的儿童。SABA 能够迅速舒张支气管，缓解气道阻塞症状。沙丁胺醇或特布他林最常使用的剂型是吸入给药，因为吸入给药直接作用于气道黏膜，局部作用强，全身不良反应少，而且对孩子来讲使用方便，没有打针吃药那么痛苦。

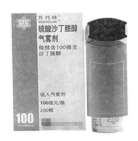

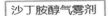
沙丁胺醇气雾剂

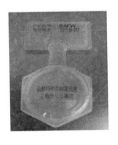
特布他林雾化液

沙丁胺醇气雾剂，是一种压力定量气雾剂，可以直接使用，定量的意思是指每按一次（1揿）的剂量是固定的，方便患者准确把握剂量。吸入这种气雾剂时，最重要的步骤是按下的同时，要配合好吸气，以便药物吸入肺中。家长们应先学会如何使用（如下图），然后协助孩子正确操作。

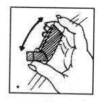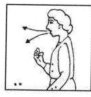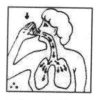

1. 开盖摇匀　　2. 尽量呼气　　3. 喷嘴放入口中，用力按下的同时深吸气　　4. 屏息10秒，然后缓慢呼气

特布他林雾化液不能直接使用，需要加入雾化器中使用。

异丙托溴铵：在患儿哮喘急性发作时，有时也会合用短效抗胆碱能药物（SAMA），异丙托溴铵，它可以增加支气管舒张效应，是哮喘急性发作联合治疗的重要药物，一般加入特布他林雾化液中一起雾化吸入，无雾化条件时，可以采用异丙托溴铵的气雾剂吸入治疗。

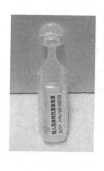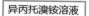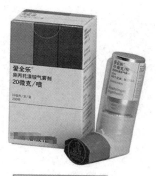

异丙托溴铵溶液　　异丙托溴铵气雾剂

（三）万能的激素——哮喘治疗的核心

哮喘是一种反复发作的慢性气道炎症性疾病，需要长期规律性使用药物以达到控制哮喘水平。其中的药物就包括糖皮质激素类药物，但是有部分家长一谈到"激素"就拒绝用药，总是担心激素引起的全身性不良反应会不会发生在孩子身上。事实上，糖皮质激素是哮喘治疗的核心，利远远大于弊，并且在遵循医嘱、合理使用的情况下并不会对孩子造成严重不良反应，即使出现不良反应也是可逆的。

哮喘发作急性期，糖皮质激素是治疗的一线药物，早期使用可以减轻疾病的严重程度。如果是轻中度发作的患儿，首选布地奈德混悬液，加入速效 β_2 受体激动剂（特布他林雾化液）中，混合雾化吸入，这种给药方式，局部起效迅速，较快缓解哮喘患儿的咳嗽、胸闷等症状，不良反应轻。如果是哮喘病情较重时，医生会让孩子口服（泼尼松或泼尼松龙）甚至静脉注射（甲泼尼龙或氢化可的松）糖皮质激素，全身给药的方式能够迅速控制症状。在急性期，短暂的全身应用糖皮质激素（小于 10 天），对儿童的下丘脑—垂体—肾上腺轴（HPA）抑制作用较小，不会影响生长发育。

当孩子的症状控制进入缓解期时，治疗仍不能松懈，因为稍微有点风吹草动（如感冒、运动过量、紧张、兴奋、气温变化、吸入冷空气、接触尘螨等），哮喘就会"死灰复燃"。所以在缓解期，仍要坚持减轻或控制气道炎症，减少急性发作次数。而吸入型糖皮质激素是哮喘长期控制的首选药物。那么问题来了，家长们担心相比于急性期短暂的使用，长期吸入会不会对孩子造成影响呢？

当激素被吸入后直接作用于气道，吸收入血液循环的药物剂量极小，与口服剂量相比，大约只相当于口服剂量的 1/10 至 1/20，此外，即使这部分糖皮质激素被吸收入血后，大部分也会在肝脏代谢失活，如布地奈德的肝脏首过代谢率为 90%，真正作用到全身的量就非常小了，往往只有全身应用激素（口服或静脉注射）的几百分之一，所以它的安全性非常高。因此，长期吸入激素治疗不会造成全身性的副作用。相反，对吸入激素治疗特点不了解的家长，过分担心所谓的副作用，缓解期不用任何药物控制而导致哮喘反复发作，久而久之会使患儿病情加重，使患儿肺功能受到不可逆的严重损害，失去了最佳的治疗时机。

儿童常用的吸入型糖皮质激素有二丙酸倍氯米松，布地奈德和丙酸氟替卡松，轻度患者长期单一吸入糖皮质激素，而中重度哮喘患儿需要与其他药物联合使用。目前，市面上常见的吸入糖皮质激素大多数都与长效 β_2 受体激动剂（主要包括沙美特罗和福莫特罗）做成复方吸入制剂，这种复方制剂具有协同抗炎和平喘作用，能够增加患儿的依从性，减少糖皮质激素的用量，减轻不良反应。临床上主要应用的剂型有：布地奈德福莫特罗（信必可都保）、沙美特罗替卡松（舒利迭），它们的特点是吸气即启动，无需复杂的吸入技巧；有剂量标识，便于患者判断剩余药量；药物在口咽部沉积少。糖皮质激素吸入制剂的局部不良反应包括：声音嘶哑、咽部不适和口腔念珠菌感染，但通过吸药后清水漱口可以减少其发生率。

下面我们为读者详细介绍一下布地奈德福莫特罗（信必可都保）和沙美特罗替卡松（舒利迭）这两种药物的使用方法和注意事项，其他吸入型制剂的使用方法都大同小异。

布地奈德福莫特罗（信必可都保）使用方法：

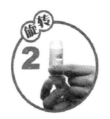

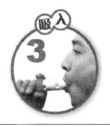

旋松盖子并拔出	直立吸入器，沿一方向将红色旋柄拧到底，再拧回至原来位置，过程中可听到咔哒声；	呼出肺内空气后双唇包住吸嘴，用力且深长地用嘴吸气，拿开吸入器后，屏息5~10s后恢复呼气；

沙美特罗替卡松（舒利迭）使用方法：

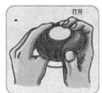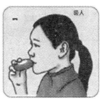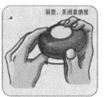

1. 用一只手握住外壳，另一只手的大拇指放在手柄上，向外推动拇指直至完全打开。

2. 握住装置使吸嘴对着自己，向外推动滑动杆发出咔嗒声，表明一个剂量的药物已备好。在剂量指示窗口有相应的显示。不要随意拨动滑动杆以免造成药物浪费。

3. 尽量呼气，但不要将气呼入装置中。将吸嘴放入口中，深深地平稳地吸入药物，切忌从鼻腔吸入。将装置从口中拿出，继续屏气约 10 秒钟（在没有明显不适的情况下尽量屏住呼吸）。缓慢恢复呼气。

4. 关闭准纳器，用拇指往后拉手柄，发出咔嗒声表示准纳器已关闭。

注意事项

1. 吸入前要清洁口腔，清除口腔内分泌物及食物残渣；

2. 使用干粉吸入剂常见的错误是没有正确上药或吸气力度不够，药物未吸入。在吸入时要尽量用力深吸，在一次吸入完成后可以将装置倒置敲两下，看吸嘴处是否有白色粉末，如果有的话表示药物未吸入完全可重复动作，再次吸入。

3. 请勿对着装置的吸嘴呼气，干粉药物易受潮。

4. 吸完药物后没有屏气或屏气时间太短，部分吸入的药物会随着呼气而呼出，导致吸入药量不足。

5. 虽然只有很少一部分患者（约 2%~3%）可能出现口腔溃疡、声音嘶哑、咽喉痛等轻微反应。但是患儿父母除应掌握吸入器的正确使用方法，还需注意在吸入药物后一定要注意漱口吐掉，以减轻上述反应。

（四）雾化治疗误区

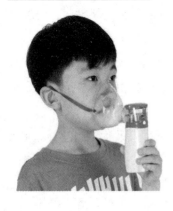

在儿童呼吸道疾病治疗中，如支气管哮喘、急性喉炎、支气管炎、肺炎、咳嗽等，经常会用到雾化吸入。雾化吸入是指将药物经过特定的雾化装置分散成悬浮于气体中的雾粒或微粒（通常直径大小为 2~6um），经过吸入的方式沉积于呼吸道和（或）肺

部，从而起到呼吸道局部治疗的效果。通过雾化吸入治疗，可以缓解支气管痉挛，促进痰的咳出，还可以湿化气道，让鼻咽部没有那么干燥难受。雾化吸入最大的优点是：药物起效快，用药量少，作用于局部，全身不良反应少，对于儿童来说，无创，方便，避免打针吃药的痛苦。

在实际工作中，我们发现很多患儿在使用雾化吸入装置过程中，存在一些错误的操作：

1. 雾化吸入用鼻吸

很多小朋友在做雾化时都是用鼻子在呼吸，这样的做法是错误的。药物微粒随气流经过鼻腔时，因为鼻腔口径小，结构弯曲，存在鼻纤毛运动，药物更容易黏附在鼻腔内壁，而雾化吸入治疗是希望将药物尽量多的送到下气道，因此，用鼻子吸入会造成药物浪费，到达下气道或者肺部的药物减少，起不到应有的治疗效果。正确的做法：用嘴呼吸。

2. 雾化吸入时间过长

很多家长觉得雾化时间越长越好，看到雾化机上还有液体，就让孩子多吸吸。这种做法是错误的。一般一次雾化吸入药液的量为4~6ml，而这样的药量，如果孩子配合，10~15min左右，就能够顺利吸完。儿童尤其是幼儿，注意力集中时间远不如成人，时间过长，孩子不耐烦、哭闹，使得吸入效率大大降低，此外，时间过长对于孩子来说也是折磨，长时间的雾化对于儿童来说会累的够呛。正确的做法：采取轻松直立的姿势，用面罩盖住宝宝的口和鼻，闭上眼睛，不要让雾气进入眼睛。只需做平静的呼吸，慢而深。一次雾化时间10~15min，每天可做2~3次。

3. 雾化吸入结束直接走人

雾化吸入治疗经常会用到激素，P51上已为大家介绍过激素的作用。激素在抗炎抗过敏的同时，还有抑制机体免疫的作用，容易引起口腔的二重感染（真菌感染等）。很多家长在孩子做完雾化后就直接带孩子离开，这样的做法是错误的。正确的做法：雾化吸入结束后，年龄较大的孩子要去洗脸漱口；年龄较小的孩子，家长用湿巾纸擦去口鼻周围残留的药液，给孩子喂点白开水。

4. 雾化吸入前后吃东西

医院就医看病往往时间较长影响正常吃饭时间，有些家长为了不让孩子饿着，在做雾化前让孩子先吃点东西，这样的做法也是不可取的。虽然说食物吃进去后是进入消化道，而雾化药液主要是进入呼吸道甚至肺部，两者并不影响。但如果提前进食，在雾化吸入过程中气雾刺激气道，容易引起呕吐，所以我们建议：雾化前30min 内和雾化后 30min 内尽量不要进食。

（王玉、钱晓丹）

五、小儿腹泻

小儿腹泻是由多种因素、多种病原引起的，以大便次数增多或者大便性状的改变为特点的一组临床综合征，也是儿童最常见的疾病之一。在我国几乎每个儿童腹泻的年发病率高达 2~3 次，尤其是6 月 ~2 岁的婴幼儿。

（一）小儿腹泻的病因和临床表现

1. 小儿腹泻的病因

主要由婴幼儿的消化系统发育不成熟、气候因素、人工喂养、过敏等非感染因素或病毒、细菌、真菌、寄生虫等感染性因素引起。此外，上呼吸道感染、肺炎、中耳炎、肾盂肾炎、皮肤感染或急性传染病时可伴有腹泻症状；长期、大量使用广谱抗生素引起肠道菌群失调，也可导致腹泻。

2.因腹泻脱水的临床表现

（1）胃肠道症状：呕吐、腹泻、腹痛、里急后重

（2）全身症状：发热、精神食欲差

（3）脱水、电解质紊乱、酸中毒

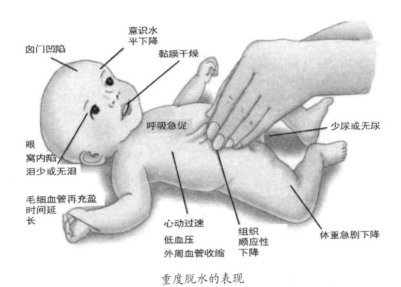

重度脱水的表现

（二）小儿腹泻的用药治疗

对于大多数的腹泻，可用口服补液盐补充体液，蒙脱石散物理止泻，益生菌辅助调节菌群，补锌增强细胞活性。如果是感染引起的腹泻，需配合抗感染治疗。

1.口服补液盐

世界卫生组织和联合国儿童基金会都建议将口服补液盐作为腹

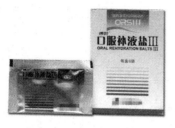

泻治疗的首选用药。通过口服补液盐，可以帮助腹泻患儿补充适宜浓度的水分和钠、钾、氯等电解质以及糖分，纠正体液丢失引起的内环境紊乱。

【已腹泻未脱水的】

小于 6 个月：50ml/ 次

6 个月 – 2 岁：100ml/ 次

2~10 岁：150ml/ 次

10~12 岁：一次能喝多少就让他喝多少，可以有效预防脱水。

【已经脱水的】

液体用量 (ml) = 体重 (kg)* 系数 (ml/kg)

轻度脱水时系数选择 50，

中度脱水时系数选择 75，

在 4h 内服用完。

状态好转之后，可以根据患者的脱水程度来调整剂量，直至腹泻停止。

【药师建议】

婴幼儿应用时需少量多次给予。

注意：早产儿、有呕吐、腹胀、心肾功能不全者不用。

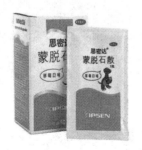

2. 蒙脱石散

蒙脱石散的作用原理是物理止泻，吸附肠道内的病毒、细菌和毒素；覆盖消化道黏膜，与黏液糖蛋白结合起到保护作用。

【儿童服用剂量】

1 岁以下：每日 1 袋（3g），分 3 次服用；

1~2 岁：每日 1~2 袋，分 3 次服用；

2 岁以上：每日 2~3 袋，分 3 次服用；

急性腹泻时，首次剂量加倍。

【服用方法】

一袋需要 50ml 的温水溶解，水太少的话效果发挥不到位。

溶解后稍有分层，不要只喝上清液，要搅拌均匀然后喝掉。

【药师建议】

若服用过量，容易导致便秘，可减少剂量继续服用。

蒙脱石散会覆盖消化道黏膜，因而会影响其他药物的吸收。所以如果在服用其他药物，建议与蒙脱石散间隔 1~2h 服用。

3. 补锌

急性腹泻病患儿在能进食后需要给予补锌治疗，增强细胞的活性。家长们可以去购买硫酸锌或葡萄糖酸锌进行补充。

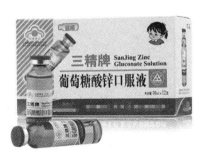

【具体补充剂量】

6 个月以下：每天补充元素锌 10mg；

6 个月以上：每天补充元素锌 20mg；

一共补充 10~14 天。

【换算小技巧】

元素锌 20mg 相当于硫酸锌 100mg，相当于葡萄糖酸锌 140mg。

（三）谈谈万能的益生菌

益生菌可以纠正菌群失调，缓解不耐乳糖症状、增强免疫力，改善排便状态，很受家长的青睐。而且很多人认为益生菌是天然无害的，于是在给孩子服用益生菌时存在一些误区。

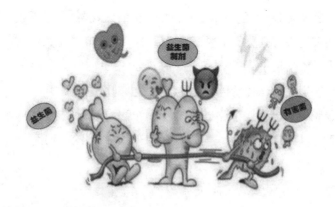

1. 益生菌对腹泻的作用

（1）预防或缓解改善腹泻：通过补充肠道正常菌群、纠正菌群失调、有效清除病毒细菌等机制，明显缩短腹泻病程、降低腹泻严重程度。

（2）缓解不耐乳糖症状：乳杆菌可帮助人体分解乳糖，缓解腹泻、胀气不良状况。

（3）增强免疫力：刺激肠道内的免疫机制，将过低或过高的免疫活性调节到正常状态。

2. 儿童常用益生菌制剂的选择

益生菌种类、名称及其成分

益生菌种类	名称	成分
双歧杆菌类	双歧杆菌三联活菌散（培菲康）	主要成分为长型双歧杆菌、嗜酸乳杆菌和粪肠球菌。
	双歧杆菌乳杆菌三联活菌片（金双歧）	长双歧杆菌活菌、保加利亚乳杆菌和嗜热链球菌活菌。
	双歧杆菌三联活菌肠溶胶囊（贝飞达）	长型双歧杆菌、嗜酸乳杆菌、粪肠球菌。
	双歧杆菌四联活菌片（思连康）	婴儿双歧杆菌、嗜酸乳杆菌、粪肠球菌、蜡样芽孢杆菌。
球菌类	枯草杆菌二联活菌颗粒（妈咪爱）	主要成分为肠球菌和枯草杆菌。
芽孢杆菌类	酪酸梭菌二联活菌散（常乐康）	酪酸梭状芽孢杆菌活菌、婴儿型双歧杆菌活菌。
	地衣芽孢杆菌活菌散（整肠生）	主要成分为地衣芽孢杆菌活菌。
酵母菌类	布拉氏酵母菌散（亿活）	主要成分为冻干布拉酵母菌。

这么多种类的益生菌我们该如何选择呢?

（1）如果有乳糖过敏的情况

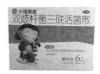
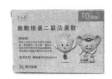

选择双歧杆菌三联活菌散（培菲康）、酪酸梭菌二联活菌散（常乐康）、双歧杆菌四联活菌片（思连康）等,不含乳糖。

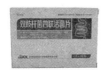

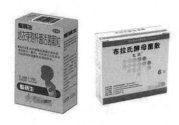

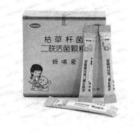

（2）如果同时在服用抗生素的情况

选择地衣芽孢杆菌活菌散（整肠生）、布拉氏酵母菌散（亿活）等，含有不易被抗生素杀死的菌株。

（3）如果距离医院路途遥远或者不方便冷藏

选择枯草杆菌二联活菌颗粒（妈咪爱）、地衣芽孢杆菌活菌胶囊（整肠生）、布拉氏酵母菌散（亿活）等，常温保存即可。

3. 服用益生菌的小常识与注意事项

（1）不宜用热水冲泡益生菌

益生菌基本属于活菌，细心的家长还会注意到很多益生菌的保存条件是冷藏。如果冲泡的水温过高，就会杀死活菌，药效打折扣。

【药师建议】冲泡益生菌用温水，一般要在 40℃以下。

（2）益生菌不宜与抗菌药物、肠黏膜保护剂一起服用

家长们都有经验，尤其孩子细菌性腹泻后，除了有益生菌，还会有抗菌药物（如头孢类）、肠黏膜保护剂（如蒙脱石散）。如果一起服用的话，药效也会打折扣。原因：抗菌药物能够杀死益生菌，相当于这些"活菌"没有发挥作用；肠黏膜保护剂会吸附在肠道上，影响益生菌发挥作用。

【药师建议】如果三类药物都要服用，首先服用抗菌药物，杀灭病原菌；过了一个小时后再服用吸附类药物，吸附和清除病原菌；再过一个小时后服用益生菌，发挥调节菌群的作用。

（3）小儿腹泻好转，不宜马上停用益生菌

小儿腹泻恢复期往往会持续几天，当孩子腹泻症状消失后，应继续服用益生菌。益生菌通过调理肠道菌群，帮助孩子建立健康的消化生态系统，还助于营养物的消化和吸收。

【药师建议】小儿腹泻好转后继续服用益生菌1~2周。

（4）益生菌不宜长期使用

部分家长则相反，他们认为益生菌是天然无害的，因此有事没事就给孩子长期服用着益生菌。

【药师建议】请家长按照医生的医嘱服用一段时间益生菌，但不建议长期服用或者当保健品服用。

（四）小儿腹泻治疗的几大误区

1."多吃多拉，不吃不拉"

有些家长一看见孩子腹泻就认为"多吃多拉，不吃不拉"，便自作聪明地对孩子禁食，让肠道充分休息，这样大便次数就会减少，症状就会缓解，但他们却不知腹泻时营养素本身已丢失很多，再加上发热与肠道病变修复时能量消耗与需要量增多，如果这时营养摄入再减少，易导致营养不良，还会加重体内脱水程度。

【药师建议】在服用药物治疗的同时，我们也需要继续饮食。

（1）母乳喂养：继续喂养母乳、暂停辅食。

（2）人工喂养：给予经适当稀释牛奶或辅以其他代乳品如米粥、面条、豆制品等；年长儿进食易消化食物、少量多餐。

（3）呕吐频繁者：暂禁食4~6h。

（4）乳糖不耐受者：易喂养不含乳糖的配方奶。

（5）牛奶过敏者：宜根据病情给予氨基酸奶粉或水解配方。

2. 立即用止泻药

腹泻后不要马上就使用止泻药。因为发病初期，腹泻能将体内的致病菌与它们所产生的毒素和进入胃肠道的有害物质排出体外，减少对人体的毒害作用。此时如果使用止泻剂，无疑是闭门留寇。

【药师建议】如腹泻频繁，持续时间长且出现脱水症状者，在全身应用抗生素和纠正水电解质紊乱的前提下，可酌情使用止泻剂。

3. 滥用抗生素

实际上小儿腹泻约一半以上为病毒所致，或者由于饮食不当引起。对这些原因引起的腹泻，抗菌药物不但无效，反而会杀死肠道中的正常菌群，引起菌群紊乱，加重腹泻。

【药师建议】对于抗生素的选择要慎重、合理，不能滥用。

4. 频繁换药

很多孩子父母治病心切，用药 1 天后不见腹泻好转，就急于更换其他药品。其实，任何药物发挥作用都需要一个过程，不按规定疗程用药，当然达不到效果。

【药师建议】但如果是由细菌引起的腹泻，使用抗生素 48h 病情未见好转，则要在医生的指导下考虑更换另一种抗菌药物。

（五）小儿腹泻的预防与家庭护理

1. 日常生活卫生

孩子的衣着应随气温的升降而增减避免过热，夜晚睡觉要避免腹部受凉；夏季应多喂开水，避免饮食过量或食用脂肪多的食物。教育儿童饭前便后洗手，注意饮食卫生，保持口腔、手及全身皮肤清洁卫生，餐后喂少量水以清洁口腔，常给孩子温水洗浴，勤剪指甲。加强体弱婴幼儿护理，及时治疗营养不良、佝偻病等，避免各种感染。对轻型腹泻应及时治疗，以免拖延成为重型腹泻。

2. 严格消毒隔离

注意奶具餐具的消毒，护理患儿前后要认真洗手，防止交叉感染。（特别是感染性腹泻，一般是由接触传播的，所以洗手和食具的消毒尤为重要）。

3. 提倡母乳喂养

母乳最适合婴儿的营养需要和消化能力。母乳中含有多种儿童所需的消化酶和抗体，各种营养成分都非常适合儿童的消化和吸收，可中和大肠杆菌肠毒素，有预防感染埃希氏大肠杆菌的作用，比牛乳及母乳代用品优越得多。

4. 增强体质

平时应加强户外活动，提高对自然环境的适应能力，注意孩子体格锻炼，增强体质，提高机体抵抗力，避免感染各种疾病。

5. 及时补液防脱水

很多时候家长看孩子腹泻心切就着急要打针，实际上孩子腹泻最怕脱水，只要能及时补充孩子体内的水分，很多情况下是不需要输液的。将口服补液盐按说明比例冲调后给孩子服用，可以预防和治疗因腹泻所产生的轻度脱水症状。

6. 臀部护理

腹泻患儿大便次数增多，肛门周围的皮肤黏膜必定有损伤，应勤换尿布，避免粪便、尿液浸渍的尿布与皮肤摩擦而发生破溃。每次便后用温水清洗臀部并用软布吸干，可涂以鞣酸软膏或复方硫酸铜锌软膏，防止产生红臀。女婴注意阴部清洁，预防上行性尿路感染。

（李寰舟）

六、缺铁性贫血

缺铁性贫血是指由于体内铁缺乏致使血红蛋白（Hb）合成减少而引起的贫血，是儿童最常见的营养缺乏性疾病。我国儿童缺铁性贫血的总体患病率为 18.5% 左右，6~24 个月龄儿童为高发群体，以轻度为主。轻度缺铁性贫血虽不会危及生命，但对儿童健康和智能发育危害较大，家长们都应该关注。

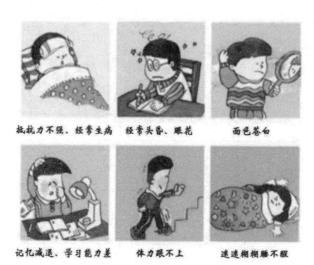

抵抗力不强、经常生病　　经常头昏、眼花　　　面色苍白

记忆减退、学习能力差　　体力跟不上　　　迷迷糊糊睡不醒

（一）引起缺铁性贫血的主要原因

1. 铁摄入不足

3 个月至 3 岁的儿童一般以母乳或者牛奶、奶粉、谷物等为主要食物，这些食物中的含铁量均较低。婴儿体内储存的铁较少，如果没有及时摄入含铁丰富的食物，极易造成铁的摄入不足。由于部分儿童不良的饮食习惯，挑食、厌食、偏食等原因，饮食结构不合理，

容易使铁的供应缺乏，吸收不足。除此之外，摄入食物的搭配不合理，也会使机体对铁的摄入下降。

2. 先天储备不足

婴幼儿在出生前，体内铁的储备是从母体获得的，母体缺铁会导致婴幼儿缺铁。早产、双胎及胎儿失血等均可导致胎儿先天性铁储备不足。

3. 吸收障碍

婴幼儿饮食不当，引起的长期的腹泻、呕吐或者各种慢性疾病导致的长期食欲不振、胃吸收不良，导致铁吸收障碍。

4. 铁丢失过多

由于慢性长期少量失血而导致缺铁性贫血，或大量出血也会引起缺铁性贫血，或由于某些疾病导致的铁不正常丢失。

5. 生理需求增加

儿童生长发育较快，对铁的需求量增加。若不能及时补充铁剂，会引起贫血。

（二）缺铁性贫血的防治原则

1. 预防母体的铁剂缺乏

乳母患缺铁性贫血是婴儿缺铁性贫血的危险因素，乳母大多是因为孕期铁缺乏而致缺铁性贫血，孕妇缺铁性贫血进展到一定程度后，母亲不再将铁转运给胎儿，而是与胎儿竞争可利用铁，同时胎盘的摄铁能力则相应减弱，结果对胎儿的铁供给造成一定影响，增加婴儿患缺铁性贫血的危险。因此孕妇应预防缺铁性贫血的发生，适当补充铁剂，以增加胎儿对铁的利用，并增加出生后体内铁储存。

2. 保证足够的母乳喂养

母乳是婴儿最好的食物，是婴儿最合理的喂养方式。母乳中富含乳铁蛋白，有利于婴儿对铁摄取和储备，母乳中含有大量免疫物质，保护婴儿不易患病，减少了铁丢失。人工喂养婴儿，应选用铁强化的配方乳。

3.平衡膳食，合理添加辅食，增加含铁丰富的食物的摄入

很多家长以为自己的孩子有奶吃，奶够吃，不需要其他任何食物，或是担心婴儿牙齿未萌出不能咀嚼或胃肠道消化功能差不敢添加辅食，还有些家长认为水果是凉的，蔬菜孩子咽不下，肉类不好消化。这样就不重视辅食及时添加，或仅添加单一谷物类，不注意膳食的合理搭配，仅依据纯母乳喂养，婴儿缺铁性贫血发生率较高。根据中华医学会儿科学分会儿童保健学组的建议，婴儿及时添加辅食的最佳时机为 4~6 个月龄，而铁强化米粉被推荐为婴儿期第 1 种引入辅食。幼儿与年长儿童当注意饮食营养均衡，避免偏食恶习，确保富含铁剂食物摄入量。

4.定期检查血红蛋白

出生 6 个月和 9 个月需各检查一次，以后每半年检查一次，以及时发现和纠正贫血。

（三）如何有效地补铁

1.食补

如果是轻度贫血，那可选择添加辅食来进行食补，比如猪肝泥、动物血、蛋黄羹、芝麻粥、菠菜粥等含

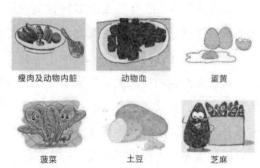

瘦肉及动物内脏　　　　动物血　　　　蛋黄

菠菜　　　　土豆　　　　芝麻

铁丰富的食物。

2.药补（口服铁剂）

通常情况下大家都会优先选择食补，认为食补更安全，但其实如果孩子缺铁性贫血较为严重，食补效果是比较慢的，很难治疗好。最好是在食补的同时，及时就医，在医生指导下服用补铁药品。以下为目前市面上常见铁剂。

（1）无机铁剂：硫酸亚铁

优缺点：含铁量高，疗效明显，但无机铁剂有腥味，对胃肠刺激作用大。

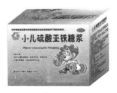

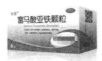
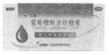

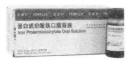

（2）有机铁剂：富马酸亚铁、葡萄糖酸亚铁、琥珀酸亚铁等。

优缺点：吸收率相对较高，胃肠刺激作用较小；但是口服液含香精和防腐剂。

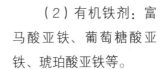

（3）多元素合剂：钙铁锌合剂（如复方锌铁钙颗粒）、多维铁口服溶液、小儿复方四维亚铁散等。

优缺点：可以同时补充多种元素，但是各种元素的吸收之间，容易产生竞争抑制，没有单独补充的效果好。

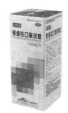

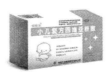
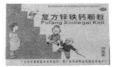

（4）类红素铁：生血宁片

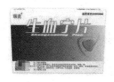

优缺点：因为有独特吸收通道、吸收率高、对胃肠道无刺激、保护骨髓造血，促进铁利用，更安全效果也更明显。但是也要持续吃段时间才会见效，可以磨成粉末加在辅食里。

常用口服铁剂的规格、元素铁含量及补充元素铁量（WHO 指南推荐）

名称	元素铁含量	补充元素铁量
硫酸亚铁	60mg/ 片	60mg，每日三次
硫酸亚铁控释片	100mg/ 片	100mg，每日一次
富马酸亚铁	60mg/ 片	60~120mg，每日三次
葡萄糖酸亚铁	36mg/ 片	26~72mg，每日三次
琥珀酸亚铁	30mg/ 片	60mg，每日三次
蛋白琥珀酸铁口服溶液	40mg/ 支	40~80mg/ 日，分两次口服
多糖铁复合物	150mg/ 片	150~300mg，每日一次

【服用方法】

服用铁剂最好是两餐之间，可减少肠胃刺激。服用维生素 C（剂量为 250~500 mg）可促进铁的吸收，但婴幼儿通常难以适应药用维生素 C 片剂的口味，可选择富含维生素 C 的果汁饮料作为替代。牛奶、茶、咖啡及抗酸药等与铁剂同服均可影响铁的吸收。

【药师建议】

应用铁剂到 Hb 正常后 6~8 周，以补足铁的储存量。在口服铁剂时，有部分患儿会出现腹泻、恶心、腹痛等不良反应，这时应该先口服小剂量，再逐渐增加到常规量。

（李寰舟）

七、小儿厌食症和营养不良

（一）什么是小儿厌食症

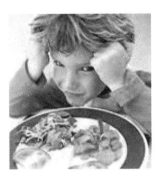

　　小儿厌食症是指小儿较长时期见食不贪，食欲不振，厌恶进食的病症。各个年龄都可发生，以 1 到 6 岁为多。所谓的厌食症，必须先排除宝宝是否患有感冒或内科慢性疾病（例如：长期泄泻、慢性肝炎、肺结核），如果是因为上述原因，此时的厌食是自然的，等到疾病痊愈后，厌食应该会改善。真正的厌食是指小朋友长时期食欲不振、看到食物也不想吃、甚至拒吃，这种情形一般连续两个月以上，如此，才符合所谓的"厌食"。长期厌食者多伴有面色萎黄，体重不增或下降，肢体消瘦，可致营养不良和体质减弱，甚者继发他病，影响生长发育。

（二）引起小儿厌食症的主要因素

　　1. 不良的饮食习惯

　　这是厌食的主要原因。高蛋白、高脂肪、高糖的饮食使食欲下降；两餐之间随意吃糖果、点心、花生、瓜子等零食；及吃饭不定时、生活不规律都影响食欲。

　　2. 疾病的影响

　　厌食也可以是多种疾病的表现之一，最常见的是胃肠道疾病如慢性腹泻、长期便秘、消化性溃疡、急慢性肝炎等。

3. 药物影响

许多药物尤其是抗生素容易引起恶心、呕吐，如红霉素、氯霉素、磺胺类药物等也可导致厌食。维生素 A 或维生素 D 中毒也表现有厌食。

4. 微量元素缺乏

锌缺乏常表现有厌食，某些内分泌素如甲状腺功能低下、肾上腺皮质激素相对不足也可表现厌食。

5. 气候影响

如夏季气温高、湿度大、食用过多的冷饮都影响消化液分泌，从而影响食欲。

6. 神经性厌食

仅指由于精神因素引起的一类厌食。发病因素有急性或慢性精神刺激、错误教育的影响、顽固性神经性厌食。

（三）小儿厌食症的治疗

1. 进行心理矫治

（1）父母给孩子树立好的榜样。（2）注意引导。（3）创造快乐的吃饭氛围。（4）耐心讲解各种食品的味道及其营养价值，构建良好的沟通。

2. 养成良好的吃饭习惯

（1）让儿童体验饥饿，获得饱感。对食物过分厌倦的，可少食多餐。

（2）把儿童不喜欢的食物混合在喜欢的食物中，先少量，再依次增加。

（3）减少进食分心如看电视、讲故事、玩玩具等。

（4）对进食中的不良行为，如推开勺子、哭闹等，采用暂时隔离法或移开食品的冷处理方法。

3. 药物治疗

临床调整消化功能的药物经常选择各种消化酶（胃蛋白酶、胰酶）等给小儿口服，以帮助其消化，效果也较明显。消化酶可在饭前及饭中食用，这样可增加治疗效果。常用的消化酶类药物有多酶片和复方胃蛋白酶散。

（1）多酶片

通过肠溶衣与糖衣的双层包衣，糖衣内包裹胃蛋白酶，肠溶衣内包裹胰酶，胰酶在中性或弱碱性条件下活性较强，所以将其包在肠溶衣内，逃过胃液的破坏，让其在肠道内被吸收。在服用多酶片时尽量不要掰开或分散在水中，以免影响肠溶衣内的胰酶发挥疗效。如果小儿年龄较小，无法服用片剂，可以选择复方胃蛋白酶散。

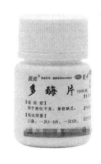

（2）复方胃蛋白酶散

本品是由胃蛋白酶和中药（白术、山药、鸡内金、山楂等）组成的复方制剂，根据说明书用量温水冲服，且水温不宜超过 50℃。

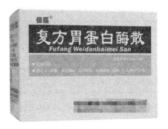

有些中成药可以调节儿童的胃肠功能，健脾开胃，理气消食，增加食欲。

（3）醒脾养儿颗粒：主要成分是一点红、毛大丁草、山栀茶、

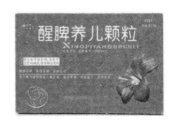

蜘蛛香。用法用量是用温开水冲服，用量见下表：

忌食生冷油腻及不易消化食物，服药 7 天症状无缓解，应去医院就诊，糖尿病患儿禁服。

醒脾养儿颗粒用量

年龄（岁）	一次用量（袋）	次数 / 日
0~1	1	2
1~2	2	2
3~6	2	3
7~14	3~4	2

（4）小儿厌食颗粒：主要成分是人参、山药、白术等。用法用量是用热水冲服，用量见下表：

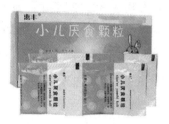

小儿厌食颗粒用量

年龄（岁）	一次用量（袋）	次数 / 日
0~1	0.5	2
1~3	1	2
4~7	1	3

（四）营养不良及其表现和分型

1. 营养不良

是指因蛋白质或其他能量的摄入存在问题，而表现出的一系列症状，一般营养摄食不足、偏食、患有长期慢性消耗性的疾病等都会造成营养不良的发生。

2. 营养不良的表现

为低体重、消瘦、生长发育迟缓，除此以外，还会有淡漠、反应差、食欲不振、贫血、维生素缺乏、腹泻等表现，高发于五岁以下儿童。

3. 营养不良的分类

（1）根据发病原因可分为

① 原发性营养不良：由摄入不足或宫内发育迟缓导致的。

② 继发性营养不良：由疾病因素导致的为继发性营养不良，如胆道系统疾病、幽门肥厚性狭窄等。

（2）根据病情轻重程度可分为轻度、中度及重度

那每个程度之间又是如何区分的呢?

营养不良程度的区分

程度	体重低于正常平均值	身高	精神状态	腹部皮下脂肪	皮肤	肌肉
轻度	15%~25%	正常	正常或稍差	变薄	颜色正常或苍白	不结实
中度	25%~40%	比正常减低	不活泼、烦躁、睡眠差	消失	苍白、干燥	松软
重度	40%以上	明显低于正常	萎靡、烦躁不安、嗜睡	面部皮下脂肪消失	干燥、无弹性	肌肉萎缩皮包骨

营养不良直接影响儿童的生长发育，如维生素 D 缺乏，它会导致佝偻病；铁缺乏，严重的患儿会发生缺铁性贫血等；营养不良发生的年龄越小，对脑的影响越大；营养不良还会引起腹泻、肺炎等疾病；严重营养不良可导致婴幼儿死亡。所以应该引起家长们的重视。

（五）营养不良患儿的饮食指导与药物治疗

小儿营养不良主要是营养素的摄入不足，孩子营养不良首先要寻找原因，如果是由喂养不当引起，需改变喂养方式，如果是由相关疾病引起，要积极治好原发病。其次要合理调配营养，循序渐进地补充所需营养。此外，一些调整消化功能的药物也可以改善孩子营养不良的状况。我们可以通过改变喂养方式与药物治疗来补充营养，使病症得到有效的改善。

1. 改变喂养方式

健康规范的饮食对于小儿营养不良康复具有重要意义，应尽量根据患儿自身情况选择适合其年龄段营养需要及能够消化的食物。对于 1 岁以下的婴幼儿应尽可能地采用人乳喂养，提倡尽早的为小儿添加辅食，可逐渐增加如豆浆、蛋类、肝末、肉末、鱼粉、菜汁等。对于大一点的营养不良患儿适当给予强化营养素的奶粉或营养补充剂。要注意平时的护理，增加全面的营养，多吃蛋奶肉类的食物、水果、蔬菜，补充多种维生素，增强体质，提高免疫力。

2. 药物治疗

药物在治疗过程中扮演着重要的角色，如贫血、缺锌的患儿要补铁、补锌，如硫酸亚铁、葡萄糖酸锌等（用法见缺铁性贫血和微量元素的章节）；蛋白合成受限的患儿要使用促蛋白合成药物；少数极严重营养不良患儿，或胃肠对食物不耐受的患儿，可短期给予静脉营养疗法，酌情选用葡萄糖，氨基酸、脂肪乳剂等；使用药物治疗时应把握用药剂量小的原则。患儿在营养不良的情况下，细胞合成、骨骼钙化、生长速度都是停滞或者减慢的，胃酸分泌也存在问题，补钙有可能使患儿消化能力更差，因此营养不良患儿暂时不需要补钙。

（六）胖宝宝也可能营养不良

大部分人习惯性地认为：很瘦 = 营养不良，很胖 = 营养过剩。当一个孩子长得很胖时，我们的第一反应是这孩子营养过剩了，但事实上，胖并不等于营养过剩，可能只是能量过剩，有的胖宝宝甚至可能会营养不良。

1. 胖宝宝也可能缺乏营养素

很多胖宝宝反而更容易造成维生素 D 缺乏等问题。这是因为，胖了以后，脂肪组织或细胞会储存一些脂溶性维生素，如维生素 D 等，导致胖小朋友血液中的维生素 D 不足，而出现缺乏的症状。由于维生素 D 能够促进钙的吸收等，缺乏后婴幼儿期更容易出现佝偻病，较大的儿童导致抽筋等缺钙的表现。同样，胖宝宝也会出现缺铁性贫血等营养不良问题。

2. 宝宝肥胖可能带来多种疾病

很多家长喜欢把宝宝养得胖胖的，认为这样就代表宝宝身体好，但事实上并非如此。大量的研究证实，孩子太胖不但不是好事，而且需要警惕。这是因为，肥胖会给孩子惹来很多麻烦：肥胖可导致 30 多种疾病，让小胖子可能会患上高血脂、脂肪肝、高血压、胰岛素抵抗、2 型糖尿病等。肥胖还会导致孩子反应变慢，大脑变笨，学习成绩下降。

3. 如何解决肥胖的营养不良

（1）改变不良饮食结构，多吃营养素密度更高的食物。

营养素密度，并不是物理上的"密度"。它是以食物热量为单位，来比较不同维生素、矿物质等营养素含量的多少。尽量多选择营养素密度很高的食物，例如：各种深色的蔬菜、水果、菌菇等，本身热量都比较低，但是维生素、矿物质以及植物化学物的含量却非常高；像糙米、燕麦、红豆等全谷杂粮，牛奶、瘦牛肉、鸡蛋、豆腐这类热量居中的食物，营养素含量也是很高的。

（2）戒掉饼干、薯片等加工食品、含糖饮料，适当减少细粮主食。

（3）不过度节食，不过度运动．

（七）维生素并非多多益善

维生素是维持人体正常生理功能的一类有机物质，人体中含量很少，但必不可少，它参与蛋白质、脂肪、碳水化合物的代谢过程，可分为脂溶性维生素（如维生素 A、D、E、K 等）及水溶性维生素（如 C、B_1、B_2、B_6、叶酸、B_{12}、烟酸等）。维生素存在于天然食物中，人体一般不能合成，必须由食物供给。虽然维生素非常重要，但绝非是多多益善，过量地摄入维生素不仅会破坏人体内环境的稳定，甚至会发生中毒。不同维生素的作用和过量表现通过下表列出。

不同维生素的作用和过量表现

名称	作用	过量表现
维生素 A	可维持视觉，促进生长发育，维持上皮组织的正常形态与功能，加强免疫力。临床可用于治疗维生素 A 缺乏症如干眼症、夜盲症、角膜软化症、皮肤干燥症等。	维生素 A 过量。幼儿如果一天内摄取超过 18500IU 则会引起中毒现象，主要表现为头痛、烦躁、恶心、呕吐、腹泻、嗜睡，婴儿还有脑水肿、颅压增高、前囟隆起以及发热、多汗、食欲不振、皮疹、少尿等症状。
维生素 D	促进钙磷的吸收和储存，有预防和治疗佝偻病的功效。	若小儿每日服 2 万单位，连服几周或数月之后，可出现头痛、厌食、恶心、呕吐、口渴、嗜睡、多尿、脱水、高热及昏迷，尿内出现蛋白和红细胞，如不及时停药，可因高钙血症及肾衰竭而致死。维生素 A、D 中毒，以 6 个月到 3 岁的婴幼儿发病率最高，多是由于家长给小儿服用鱼肝油过多而造成。

名称	作用	过量表现
维生素 B$_1$	治疗和预防脚气病。	大量应用维生素 B$_1$ 会出现头昏眼花、腹泻、浮肿、心律失常等。若肌肉注射过量可发生红斑、风疹块、接触性皮炎、支气管哮喘，甚至过敏性休克。
维生素 B$_2$	可帮助消除口腔内、唇、舌的炎症，增进视力。	大剂量注射维生素 B$_2$，能使肾脏的肾小管发生堵塞，产生少尿等肾功能障碍。
烟酸	烟酸有较强的扩张周围血管作用，临床用于治疗头痛、偏头痛、耳鸣、内耳眩晕症等。	皮肤潮红、发热、瘙痒、出现蚁走感，也可发生心慌、恶心、呕吐等症状。
维生素 B$_6$	防止各种神经疾病。	若肌肉注射过量也能发生过敏性休克。
叶酸	叶酸最重要的功能就是制造红细胞和白细胞，增强免疫能力，一旦缺乏叶酸，会发生严重贫血，因此叶酸又被称为"造血维生素"。	口苦、焦虑不安和睡眠规律反常等现象。
维生素 B$_{12}$	B$_{12}$ 和叶酸可预防和治疗巨幼红细胞贫血。	可出现哮喘、荨麻疹、湿疹、药疹、面部浮肿等过敏反应，也可发生心前区疼痛和心慌等。
维生素 C	用于坏血病的预防和治疗，大剂量维生素 C 对感染性炎症、病毒性疾病等有辅助治疗作用，还可防治癌症。	长期大量服用，会引起恶心、呕吐、腹痛、腹泻。若突然减少用量，比未服药前更易患坏血病，同时尿液酸化，草酸盐急增，易形成肾结石。婴儿大量服用维生素 C，常有睡眠不安、消化不良、浮肿、腹泻、荨麻疹等。
维生素 E	临床上作为辅助药物用于神经、肌肉疾患，对脑炎、脑水肿等也有助于改善症状和缩短病程；增强肝细胞解毒功能；防止新生儿溶血性贫血；促进伤口愈合；对生殖系统也有一定的作用。	每日用量大于 400mg，长期应用可能导致血栓。

名称	作用	过量表现
维生素 K	促进血液凝固，所以也称凝血维生素。	严重的黄疸或溶血性贫血及肝细胞损害等，还会有过敏反应。

1. 科学补充维生素，避免滥用

（1）总的原则是饮食营养平衡，药物适量辅助，切忌用量过度。

只有需要量较大的儿童，或某些药物干扰了维生素的吸收，才需要适当地补充。长期服用维生素者应严格掌握剂量和疗程，不能把维生素作为营养品不加限制地服用。

（2）注意食物补充。

维生素 A 最好的来源是动物的肝脏、蛋黄、鱼卵、牛奶、乳制品、肉类。维生素 B_1 广泛存在于酵母、瘦猪肉、糙米、米糠、杨梅、黄豆、花生。维生素 B_6 在蛋黄、鱼、奶、全谷及豆类中含量较多。新鲜蔬菜、水果中含有丰富的维生素 C。维生素 B_{12} 在动物的肝脏和肾脏中含量较多。

（3）合理使用维生素。根据病情需要，本着缺什么补什么的原则，一旦得到补充即可减量、停药。维生素尽量饭后服用。

（4）注意与其他药物之间的相互作用，以免降低药效。维生素 C 与 B_2 同时服用两者药效全部丧失；与碳酸氢钠合用，维生素 C 药效全部丧失；与庆大霉素合用，庆大霉素失效；维生素 E 与钙离子药物或三价铁合用，维生素 E 失效；维生素 B_2 与氢氧化铝合用，影响维生素 B_2 的吸收；维生素 B_6 与左旋多巴合用，降低左旋多巴的疗效；维生素 A 与糖皮质激素合用产生拮抗作用等。

2. 如何服用维生素

一般情况下，只要饮食结构合理，膳食平衡，有良好的饮食习惯，即不偏食，少吃油炸食品，不需要额外补充维生素。若有某种维生素严重缺乏需要迅速补充时，应在医师或药师指导下进行。

（1）维生素 C：临床常用的制剂有片剂、泡腾片、咀嚼片。泡腾片可以用温开水或冷水溶解后服用，溶解后成为一杯鲜甜味美的饮品，更适合咀嚼或吞服片剂困难的儿童。需要注意的是，水温不宜超过80℃，且不要放置过久，以免维生素 C 在空气中氧化分解。泡腾片不能直接服用，会给宝宝带来致命的危险。儿童一日一片。过量服用（每日用量1克以上）可引起腹泻、皮肤红而亮、头痛、恶心等，

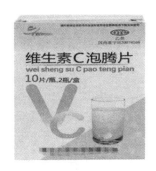

长期服用每日 2~3 克可引起停药后坏血病，故宜逐渐减量停药。

（2）维生素 B 族：维生素 B_1、B_2、B_6、复合维生素 B、叶酸等，多为片剂，也有其他营养元素组合的复合制剂，如赖氨肌醇维

B_{12} 口服溶液，主要成分是赖氨酸、肌醇和维生素 B_{12}，三药合用具有一定协同作用，在补充维生素 B_{12} 的同时，促进人体生长发育。婴儿，一次 2.5ml；儿童，一次 5ml；一天 2~3 次。也可用牛奶或温开水稀释后服用。服用该药时不可大量服用维生素 C，可破坏维生素 B_{12}，降低药效。

（3）维生素 A、D：都是脂溶性维生素，常常配伍使用，如维生素 AD 滴剂，胶囊型较为多见，根据维生素 A、D 含量分为两种规格，分别适用于 0~1 岁和 1 岁以上的儿童。用法用量：将软胶囊滴嘴开口后，内容物滴入婴

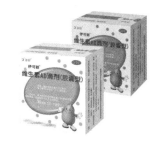

儿口中（开口方法：建议采用将滴嘴在开水中浸泡 30 秒，使胶皮融化）；1 岁以上小儿按具体规格品种的说明书剂量服用。

（八）如何科学补充微量元素

1. 帮你了解常见的几种微量元素

凡是占人体总重量的万分之一以下的元素，如铁、锌、铜、锰、铬、硒、钼、钴、氟等，称为微量元素（铁又称半微量元素）。微量元素在人体中含量很少，是维持机体生长发育所必需的，可参与

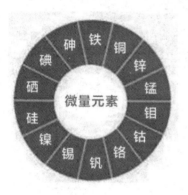

酶、激素及细胞结构的组成，维持机体的正常生理功能，缺乏时对身体健康影响很大。生活中我们要了解微量元素的作用，识别宝宝是否缺乏了某种微量元素，以便给予充分的重视和有效的预防。

（1）铁是人体内含量最高的微量元素，参与血红蛋白的合成，铁缺乏可造成缺铁性贫血，另外，铁还参与细胞呼吸、多巴胺的合成及神经髓鞘的形成，与人体的免疫功能、神经发育密切相关。

（2）锌是人体内第二大微量元素，参与人体内 DNA、RNA 聚合酶，转录因子以及能量代谢酶的组成，并与酶的活性密切相关。锌缺乏时儿童生长迟缓、智力低下、免疫功能下降、易患感染性疾病，并与儿童多动症、视力低下、佝偻病、口腔溃疡、皮肤干等疾病的发生有关。锌在人体内分布广泛，并且没有储存，需要不断从外界摄入。

（3）铜元素主要分布在肝、肾、脑、胰等器官，参与人体内

的氧化还原过程，与铁的代谢、抗氧化防御及神经肽的合成有关。铜缺乏时，可发生心血管系统发育不良、骨质疏松、神经功能异常、皮肤及毛发色素减少等。

（4）硒主要分布于肝脏、肾脏和胰腺，通过谷胱甘肽过氧化物酶保护机体免受氧化损害，并参与甲状腺素代谢、T细胞免疫以及炎症反应的调节，另外硒还是重金属的解毒剂，具有抗癌作用，并与身高体重的增长呈正相关。硒缺乏时，脑、骨骼和肌肉的发育会受到影响，可导致心血管疾病、骨关节病、克山病等。

（5）钙是形成人体骨骼和牙齿的重要成分，新生儿和婴儿缺钙，可有多汗、夜惊、急惹、枕秃、囟门晚闭等表现；儿童缺钙易患龋齿，并有厌食、偏食、腿抽筋、智力发育迟缓、学步、出牙晚或出牙不整齐等表现，长期缺钙会形成X或O型腿、鸡胸。

2. 微量元素缺乏如何科学应对？

（1）膳食摄入是最安全有效的预防和干预措施

新生儿和婴儿，母乳中各种微量元素含量丰富、生物活性高、易吸收，是喂养的最佳选择，可有效预防微量元素缺乏。如不能母乳喂养或母乳不足，则必须选择含各种微量元素的配方奶粉。婴儿4~6个月时应添加辅食，注意补充富含微量元素的肉类等动物性食物，或选择强化微量元素的辅助食品。幼儿期和学龄前儿童可自主进食后，应注意合理膳食，不可偏食。注意补充富含微量元素的食物。铁在动物肝脏、蛋黄、瘦肉、木耳、海带等中的含量较高；钙在虾皮、鱼类、鸡蛋中含量较高，补钙的同时注意补充维生素D，多晒太阳也有助于钙的吸收；铜主要来源于动物肝脏、鱼、虾、芝麻等食物；锌主要来源于核桃仁、动物肝脏等。

（2）药物治疗

对于严重缺乏者,应在医生或药师的建议下服用相应的药物治疗。

① 锌制剂：目前市场常见锌制剂有：a. 有机锌如谷氨酸锌、葡萄糖酸锌，对胃肠也有刺激，要求饭后服用，有机锌吸收率为

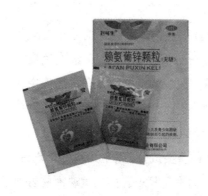

14%。b. 生物锌如酵母锌、复合蛋白锌、锌硒，锌酵母吸收率为37%。其中，儿童常用的锌制剂有葡萄糖酸锌口服溶液和赖氨葡锌颗粒。市场上的葡萄糖酸锌口服溶液的规格多以每 ml 含葡萄糖酸锌 3.5mg 为主，12 岁以下儿童根据年龄或体重换算相应用量，本品宜餐后服用以减少胃肠道刺激，勿与牛奶同服。赖氨葡锌颗粒主要成分是赖氨酸和葡萄糖酸锌，使用人群较广，新生儿、儿童和哺乳期妇女均可使用。

② 钙剂：目前，我国钙剂主要分为四类：a. 有机钙：是我国传统的钙补充剂之一，其优点是容易溶解，缺点是钙含量低。这类制剂有：乳酸钙，含钙 13%；葡萄糖酸钙，含钙 9%。制成片剂后含量更低，要达到成人每日补充钙 1000mg，需服用太多药片，这是人们难于接受的。b. 无机钙：如碳酸钙，含钙量较高，价格便宜，但吸收率低，对肠胃有一定的刺激。c. 活性钙：是贝壳类高温煅烧而形成的钙混合物，钙含量高，但其水溶液是强碱性，对胃肠刺激性大，含重金属，不建议使用。d. 酪蛋白钙：是最新一代生物类的钙，由牛奶中的酪蛋白离子和钙离子反应

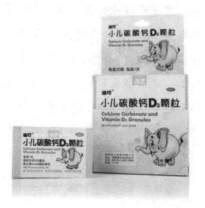

制得，含钙量高，容易被人体吸收，是国内唯一一款不需要维生素D就可以很好吸收的钙，对肠胃没有任何刺激，是目前比较理想的补钙制剂。

葡萄糖酸钙口服溶液，服用方便，比较适用于儿童，常见规格：10%，10ml/支，每次1~2支，一日3次。由于维生素D可以促进钙的吸收，常常配伍使用，如小儿碳酸钙D3颗粒，为复方制剂，每袋含碳酸钙0.75g，维生素D3 100国际单位。儿童，一天只需要服用1次，1次1袋，适量温开水冲服。

③铁剂：建议您服用铁剂时在饭后或者餐中服用，这样服用可以减轻胃肠道反应，也可以从小剂量开始服用，能耐受后逐渐加至足量。建议服用液体铁剂时候，要使用吸管服用，这样可以避免牙齿染黑。与维生素C、各种果汁一起服用时，在酸性的条件下，可以促进铁的吸收，而那些抗酸的药物如碳酸钙、

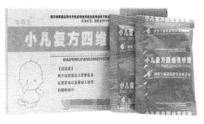

硫酸镁以及H_2受体阻滞剂（西咪替丁）是不能与铁剂同时服用的。服用铁剂时，还应避免与牛奶、茶、咖啡同时服用，特别是茶叶，因茶叶中的鞣酸与铁结合成不易吸收的物质，而牛奶含磷高，会与铁竞争，影响铁的吸收。

铁剂是治疗缺铁性贫血的特效药，其种类很多，一般以口服无机盐是最经济、方便和有效的方法。二价铁比三价铁容易吸收，故多采用，常用的铁剂和用法见缺铁性贫血那一章节。需注意长期过量服用可引起草酸盐或尿酸盐结石。

（栗金权、黄兴兰）

八、重视儿童寄生虫病

（一）认识几种常见的儿童寄生虫病

寄生虫病是小儿时期常见的一类感染性疾病，威胁儿童的身体健康，甚至危及生命。寄生虫病的病原体包括的范围极广，儿童寄生虫病多由蠕虫、原虫引起，故临床上分为蠕虫病和原虫病两大类，蠕虫病包括：1. 线虫病：即蛔虫、蛲虫、钩虫、鞭虫、旋毛虫、丝虫病和管圆线虫感染等；2. 绦虫病：如猪（牛）肉绦虫、囊虫病、棘球蚴虫病（包虫病）等；3. 吸虫病：如血吸虫、华支睾吸虫、并殖吸虫和姜片虫感染等。原虫病则包括: 疟原虫、阿米巴原虫、弓形虫、贾第鞭毛虫（梨形虫）、滴虫、内脏利什曼原虫（黑热病）和隐孢子虫感染等。

那么，生活中比较常见的儿童寄生虫病有哪些呢？

1. 蛔虫病

蛔虫是最常见的肠道寄生虫。成虫寄生在人体小肠。严重感染时，体内甚至可能有几千条虫体。常见症状：间断的肚子痛，也会有偏食、消瘦、夜间磨牙等症状。但面部的白斑和磨牙并不是蛔虫感染的特有的表现，不能单独靠症状来确定有无感染。如果觉得孩子有这类症状，家长需要观察孩子的粪便情况，看看有没有虫体排出。或者用干净的塑料器皿装着可疑的粪便去医院化验。有时，蛔虫感染严重的孩子甚至会吐出虫体。

2. 蛲虫病

蛲虫感染常常发生在 3~6 岁的儿童身上。成虫寄生在人体盲肠、结肠，雌虫夜间会移动到肛门产卵。常见症状：孩子夜间哭闹不安、夜惊、常常会说肛门痒。如果孩子有这类症状，可以在孩子熟睡 2~3h 后，检查肛门有没有虫体。

3. 钩虫病

钩虫寄生在人体小肠。虫体附着在肠壁上，会造成肠道持续出血。常见症状：慢性的上腹部不适和疼痛、呕吐、厌食、贫血、面色苍白、四肢乏力等。

4. 鞭虫病

鞭虫寄生在盲肠。常见症状：食欲降低、便秘、便血、腹痛、消瘦等。

（二）正确服用打虫药

孩子如果出现腹痛、消瘦、厌食等症状，可能是寄生虫感染也有可能是其他疾病造成的。所以，在确诊之前，请不要擅自给孩子吃打虫药。如果确诊了肠道寄生虫感染，儿童最常服的是阿苯达唑片，可以 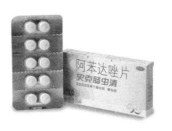 破坏寄生虫的保护机制，让虫体溶解；还能抑制虫体内的酶，让寄生虫无力并且死亡，对多种线虫感染都有效果。那么，如何正确服用打虫药？

1. 吃几次？

一般来说，吃一次打虫药，就可以消灭肠道寄生虫。但之前提到蛲虫感染时会造成肛门瘙痒，孩子往往会用手去抓挠，虫卵很可能会附着在孩子的手上。如果孩子舔手指或者饭前不洗手就很有可能把虫体再次吞入，造成重复感染。所以，蛲虫治疗时往往需要多次服用药物才能根除。

2.怎么吃?

打虫药应该在空腹时服用,睡前服用效果更好。如果寄生虫感染严重,体内虫体较多,服药后可以看到虫体从大便中排出。如果感染较轻,往往不能看见。

3.有副作用吗?

需要注意的是,2岁以下儿童不宜服用打虫药。孕妇也不宜服用打虫药。除此之外,还可能有头疼、头晕、胃肠道不适等副作用。不过大部分症状都很轻微,会在停药后缓解。所以家长们无需太过担心。

4.口服驱虫药注意事项

(1)驱虫药一般应在空腹时服,使药力较易作用于虫体。并按大便情况,适当给予泻下药,以促进虫体排出。某些驱虫药具有一定的毒性,应用时必须注意剂量。(2)多喝水,多吃含纤维素高的食物(谷类、坚果、新鲜蔬菜):水和植物纤维能加强肠道蠕动,促进排便,及时把被药物杀死或麻痹的虫体连同粪便一起排出。禁吃辛辣等刺激性食物,否则容易引起便秘而影响驱虫效果。(3)少吃油脂类食物:驱虫类药多为脂溶性药物,且只在肠道内发挥局部治疗作用。如果摄入过多油脂含量高的食物,可促使驱虫药在体内被吸收,既增加了对人体的毒性又降低了疗效。(4)多吃酸性食物:蛔虫有"得酸则伏"的特性,因此幼儿服用驱虫药后,可以吃一点具有酸味的食物(如乌梅、山楂、食醋等),有利于蛔虫的排出。

(三)怎样预防寄生虫感染

养成良好的卫生习惯,是预防肠道寄生虫感染的关键。家长要纠正孩子喜欢吮手指的习惯,并且做到:饭前便后要洗手;蔬菜水果要清洁后食用;勤剪指甲。

(栗金权)

第四章
常见的儿童服药误区

在给孩子服药方面十个妈妈九个错，如何合理安全地给孩子用药，是那些初为人父人母的新爸新妈最犯难的事。一旦用药不当，轻则病情加重，重则致残甚至死亡。当父母对药物的使用方法越熟悉时，孩子的健康就越有保障。在此，特别提醒年轻父母注意以下这些儿童服药的常见误区。

一、用饮料服药

在儿科由于孩子喂药十分困难，怕药苦，不愿服，有的家长为了增加患儿服药的依从性会用牛奶或果汁送服药品，或让孩子吃完药后立刻嘴里放块糖或吃些水果、喝点酸奶，以及其他甜食品，这样做

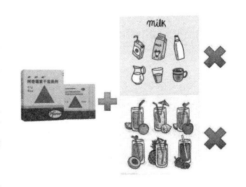

有很多隐患。有研究发现近 50 种药物会与饮料"打架"的，有些饮料会影响药物的吸收，有些饮料会破坏药物的结构，影响药效，有些还会增加药物毒性副作用。

（一）饮料的种类和成分

我们生活中常喝的饮料种类繁多，不同饮料含有的成分也不同。那它们都含有哪些成分呢？让我们看看下表。

不同饮料及其主要成分

种类	名称	主要成分
碳酸饮料	汽水、可乐、雪碧、苏打水	二氧化碳
甜饮料	冰糖雪梨水、水蜜桃水	糖
含乳饮料	牛奶、酸奶、娃哈哈 AD 钙奶、旺仔牛奶、奶茶	蛋白质、脂肪、乳糖、矿物质、维生素
茶饮料	冰红茶、绿茶、柚子茶、乌龙茶	碱性物质、鞣质
果汁饮料	柚子汁、橙汁、苹果汁、椰子汁、蓝莓汁、芒果汁	果酸
咖啡饮料	雀巢咖啡、茶咖	咖啡因
矿泉水	农夫山泉	矿物质和金属离子
酒饮料	啤酒、葡萄酒	乙醇

（二）饮料的成分对药效有影响吗

1. 碳酸饮料

（1）减少弱酸性药物的吸收，达不到应有的药效。如阿莫西林、头孢羟氨苄、苯巴比妥、维生素 C、硫酸亚铁、阿司匹林、青霉素、双氢氯噻嗪、胃蛋白等。

（2）增加弱碱性药物的吸收，可能间接导致过量，容易出现不良反应。如红霉素、磺胺类、氢氧化铝凝胶、氨茶碱等。

【药师建议】碳酸饮料中的二氧化碳会改变胃酸的酸碱性，影响药物的药效和稳定性，服药时不可用碳酸饮料送服。

2. 甜饮料或服药加糖

甜饮料一般含有糖成分，会减慢胃排空速率，从而增加药物在胃里的吸收；糖还会抑制对乙酰氨基酚等退热药的吸收，影响疗效；泼尼松等激素药物本身能增高肝糖原，升高血糖，如果同时摄入糖，会使血糖在短时间内升高；服用复合维生素等营养补充剂时，糖还会干扰微量元素的吸收；某些中药，如苦味健胃药就是靠其苦味刺激消化腺，促进消化液的分泌而达到治疗目的的，这就是"良药苦口利于病"的道理。又因中药的化学成分很复杂，其中的蛋白质、鞣质等成分能与糖，特别是与含铁、钙元素和其杂质较多的红糖起化学反应，使药剂中的某些有效成分凝固、变性、混浊、沉淀。这样不但会影响药效，且还有可能危害健康。

【药师建议】不管服中药，还是吃西药，都不能因其味苦而随意加糖，否则药的效果容易受到糖的影响。

3. 含乳饮料

含乳饮料中的各种成分会影响人体对药物的吸收速率，降低药效。含乳饮料中的钙离子可与四环素族、异烟肼生成络合物或螯合物，不易被胃肠道吸收，减弱抗菌作用；服用抗生素时如果用牛奶或含乳饮料送服，会降低抗生素药性；用含乳饮料服药，很容易令胃肠出现钙化物，导致药力失效，严重者更会生成胆结石、肾结石；服止泻药时也不能用牛奶送服，牛奶会降低止泻药的药效，其含有的乳糖还会加重腹泻。

【药师建议】在服药前后1~2小时内最好不要喝含乳饮料。

4. 茶饮料

茶饮料含鞣质较多，鞣质容易和药品中的蛋白质、生物碱、金属离子等发生相互作用。鞣质可降低酶制剂（胃蛋白酶、乳酶生、胰酶、多酶片等）的生物利用度；可使抗生素（四环素、氯霉素、红霉素、利福平）和磺胺类药物失去抗菌活性，毒副反应增加；鞣质可与硫酸锌、葡萄糖酸锌、维生素B1、氨基匹林、麻黄碱生成沉淀、变性、失活，疗效降低；鞣质能对抗潘生丁的扩冠作用；鞣质在体内易被分解成鞣酸，鞣酸与铁剂类药物如含铁的补血药硫酸亚铁、富马酸亚铁会生成铁沉淀，这不仅阻碍了铁的吸收，对胃黏膜的刺激也特别大，可出现恶心、呕吐、腹泻、腹痛和胃部不适等不良反应；鞣酸还会沉淀黄连素中的生物碱，降低药效。此外，茶叶中的咖啡因对镇静安神类药品有对抗作用，也会降低其药效。

【药师建议】茶饮料的成分复杂，最好不要用茶水送服药物。

5. 果汁饮料

果汁中富含的果酸会加速抗生素溶解，降低药效；抑制部分抗过敏药、心脏病药、癌症药的功效；可与氨茶碱、胃舒平、碳酸氢钠产生中和反应，使疗效降低或丧失；可使红霉素分解失效。同时，果汁还会放大另一些药物的药效，使体内药物水平突然升高，造成危害。如可增加利福平、阿司匹林、消炎痛在肾脏的重吸收，加重肾毒性；果汁饮料送服复方阿司匹林等解热镇痛药和黄连素等糖衣片药物，还会加速药物溶解，刺激胃黏膜，重者可能导致胃出血；若用其送服复方氢氧化铝等碱性治胃病的药物，则会酸碱中和使药物完全失效；若用其送服磺胺类药物，则会降低药物的溶解度，降低药物的吸收和利用，如饮用过多此类饮料，还可能引起尿路结石。

【药师建议】不可用果汁饮料送服药物。

6. 矿泉水

矿泉水在我们的生活中越来越普遍了，但是其中存在一些矿物质和金属离子，矿物质中某些金属元素可使异烟肼抗菌作用减弱，强心苷类毒性增加。钙对有些药物也会有影响，四环素类抗生素、阿仑膦酸钠等药物严禁与钙一起服用。

【药师建议】尽量不要用矿泉水送服。

7. 咖啡

咖啡中含有咖啡因，会刺激胃液和胃酸分泌。当服用退热药布洛芬混悬液时，因布洛芬对胃黏膜有刺激，如果同时喝咖啡，会加重布洛芬对胃黏膜的副作用，诱发胃出血、胃穿孔；服用抗感染药时饮用咖啡会使抗感染药的血浆浓度降低，降低疗效；咖啡可兴奋人的中枢神经，可抵抗中枢镇静药、催眠药如地西泮（安定）、苯巴比妥（鲁米那）、水合氯醛等的作用；咖啡中的咖啡因为黄嘌呤类化合物，当服用抗抑郁药、抗癫痫药同时喝咖啡可造成过度兴奋。

【药师建议】服药不可用咖啡来送服。

8. 酒饮料

众所周知，酒的主要成分为乙醇，也叫酒精，饮用后人体先是兴奋，随之对中枢神经出现抑制，并扩血管，刺激或抑制肝药酶代谢系统。另外，有些药也可干扰酒的代谢和分解。当服药时用酒饮料时，不仅对某些药物药效产生较大影响，甚至带来严重后果。

（1）抗菌药物

如部分头孢类、甲硝唑等药物与酒精同时服用时可抑制乙醇代谢，引起一种"双硫仑样反应"，出现

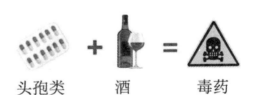

恶心、呕吐、腹痛、心慌甚至呼吸困难等症状。服用头孢类药物期间及停药后两周内都不要饮酒。

（2）解热镇痛药

如阿司匹林、对乙酰氨基酚＋酒精→胃酸大量分泌→破坏胃黏膜屏障→损伤黏膜下血管→有胃出血的可能。

（3）镇静催眠药和抗过敏药

如苯巴比妥、水合氯醛 地西泮、氯苯他敏 ｝＋酒精 → 中枢神经产生较深抑制，轻者昏睡，重者昏迷死亡

（4）抗癫痫药

如卡马西平与酒同服可降低疗效，甚至诱使癫痫发作。

（5）维生素 B_1、B_2、烟酸、地高辛等与酒同服会使药物吸收减少，疗效降低。

（6）利尿药

如呋塞米、安体舒通、双氢氯噻嗪等通过排尿→降低血压，而酒精具有扩血管作用，二者同服会导致血压过低，头晕。

（7）平喘药

如氨茶碱与酒同服时吸收率增加，还可使茶碱缓释片的缓释剂溶解而失去缓释作用。

【药师建议】 服用上述药物期间应避免服用酒精饮料和含有酒精成分的食品或药物，如酒心巧克力、藿香正气水等。

（三）服药喝水有讲究

1. 用水服药对药效有什么影响呢？

水能帮助药物顺利通过咽喉、食道到达胃，使干涩的药片和刺激性的药水不至于停留在食道，从而保护了食道黏膜，起到了润滑作用。服药时适量喝水，可以加速药物在胃内的溶解速度，特别是一些难溶性药品随着饮水量的增加，其溶解速度、吸收量，甚至血药浓度均可增加，提高了药物疗效。水的稀释作用，还可以减轻药物对胃肠道的刺激及减少胃酸对药品的破坏；适当多喝水，还可以

冲淡体内毒素，有利于毒素加速排出体外。

2. 你知道服药时怎样喝水吗？

也许你会说这个谁都会，用温开水送服，但你不要以为医生开了药或从药师手中接过药，照说明书上用法用量就万事大吉。有些药物对服用的水量、水温都有严格要求的，服用不当会影响药物的疗效，增加药物的副作用。因此服药时应根据药物和剂型的不同区别对待，适量喝水。

（1）宜多喝水的药物

宜多喝水的药物

药品类别	药品名称	注释
抗菌药	第一代头孢、氨基糖苷类、磺胺类和喹诺酮类	对肾脏的毒性大，宜多喝水以稀释并加快药物的排泄，防止药物造成肾损伤。
抗病毒药	磷酸奥司他韦、板蓝根冲剂、抗病毒口服液	避免或减轻抗病毒药物引起的肾脏损害。
解热镇痛药	对乙酰氨基酚、布洛芬	多喝水可避免食管损伤；有助于机体大量排尿以排泄体内药物的代谢产物；可使体内水分得到及时补充，防止体内水盐代谢紊乱，从而使体内水分平衡。
抗结核病药	氨基水杨酸、卡那霉素	多喝水能减轻肾脏负担，增强代谢。
平喘药	茶碱或茶碱控释片、氨茶碱	多喝水可以适量补充液体，防止茶碱引起尿量增多而致脱水和哮喘者伴有的低血容量。
电解质	口服补液盐（博叶）	每袋加 250~500ml 凉开水溶解后服下。多喝水可避免腹泻而脱水。
对消化道有刺激的药物	氯化钾、维生素C、阿司匹林、氨茶碱、消炎痛、强的松	加大送服水量，以减轻对消化道的刺激。

宜多喝水的剂型

① 中药冲剂

冲剂，顾名思义就是冲着喝的药剂，那么，用多少水冲服才合适呢？ 煎药时，每付中药煎两次，每次煎 150~200ml，混在一起分两次服下。所以，饮用中药冲剂每次用水 150ml 就可以了。例如感冒清热颗粒，用 150~180ml 冲开服下，再用一口水漱漱口即可。但西药中的散剂不在此列，例如蒙脱石散只需 50ml 水冲服即可。

② 胶囊

服胶囊时饮水要达到 300ml。胶囊是由胶质制成的，遇水会变软变黏，服用后易附在食道壁上或黏附在胃壁上。若附着在食道壁上，会造成损伤甚至溃疡；若黏附在胃壁上，使胶囊靠胃壁的一侧破裂，当药物溶化时，不能均匀散开而集中于胃的某一部位，造成局部浓度过高，刺激胃黏膜，同时也不利于药物的吸收。因此服用胶囊时，需多喝温开水送服，以保证药物确实被送达胃部。多喝水还能使进入胃中的胶囊中的药物较快地溶解，均匀散开。

宜限制喝水的药物

① 止咳药

止咳糖浆如蜜炼川贝枇杷膏、甘草止咳糖浆、川贝止咳糖浆、敌喘咳糖浆、气管炎糖浆等是日常生活中经常使用的一类非处方药。这类药的止咳作用一方面有赖于胃肠吸收，另一方面要依靠糖浆覆盖在咽部黏膜表面，形成一种保护性黏薄膜，直接减轻炎症的刺激。若服药后立即大量喝水，首先会降低咽部的药物浓度，其次会稀释胃液，影响胃肠道对药物的吸收。

【药师建议】患者至少在喝糖浆后 5min 内不要喝水，尤其不应喝热水，避免将药物冲掉，影响疗效。

② 一些治疗胃病的药物

苦味健胃药这些药物通过苦味刺激舌部味觉感受器及末梢神经，促进唾液和胃液分泌而增加食欲；胃黏膜保护剂如硫糖铝、磷酸铝凝胶、氢氧化铝凝胶等，服药后在胃中形成保护膜，服药1小时后尽量不要喝水，避免保护层被水冲掉；需要直接嚼碎吞服的胃药，不要多饮水，防止破坏形成的保护膜。

【药师建议】服用胃药不要加水冲淡，也不要多喝水，服后不要漱口。

③ 口含片

口含片多具有抗炎消毒防腐的作用，常用的有草珊瑚含片、咽炎含片等。含服时把药片放于舌根部，尽量贴近咽喉，使局部的药物保持较高的浓度就会有较好的效果。

【药师建议】口含片在含服过程中和含服后30min内切忌饮水，否则会大大降低药效。

3. 不宜用热水送服的药物

服药时用水温度要适宜，保证有效的血药浓度，最佳的治疗效果。但有的药用温水服用，却会引起相反的作用，应用凉开水送服。

不宜用热水送服的药物

药品类别	药品名称	注释
助消化药	胃蛋白酶合剂、胰蛋白酶、多酶片	此类药物多是酶，70℃以上即凝固变性而失去作用，达不到助消化的目的。
维生素类	维生素 B_1、维生素 B_2、维生素 C	此类药物性质不稳定，受热后易被破坏而失效。
活疫苗	小儿麻痹症糖丸	受热会引起疫苗失效
含活性菌类药物	乳酶生、双歧杆菌三联活菌散、双歧杆菌四联活菌片	该类药物遇热后会引起活性菌破坏。

药品类别	药品名称	注释
冻干粉	脾氨肽冻干粉	其主要成分为多肽及核苷酸类药物，高温会引起生物制剂失效。
止咳糖浆	甘草止咳糖浆、川贝止咳糖浆	若用热水冲服，会稀释糖浆，降低黏稠度，影响疗效。

二、服药时间随意

（一）服药时间随意的几种表现

1.服药时间不定：有些家长给孩子服药没有定时性，想起来就服，忘了就漏服，或孩子醒了就服，睡着了就不服，也不管是餐前还是餐后，这样不但达不到药效，还增加药物的毒副作用和细菌的耐药性。

2.服药时间错位：不少家长给孩子服药都安排在白天而忽视夜间。有的药一日服两次，应每隔12小时一次，有的药应每隔8小时一次，可是家长往往在三餐时给孩子服药，这样白天血液中药物浓度过高，而夜间很低，影响疗效。

3.服药时断时续：药物是否发挥疗效主要取决它在血液中有效浓度。如服药时停停服服，这样也达不到有效浓度，就有可能无法控制疾病的发展。

4.服药当停不停：一般药物达到预期疗效后就应停药，否则会引起毒副作用如二重感染、依赖性以及蓄积中毒。

5.服药突然停药：许多慢性疾病需长期用药控制病情和巩固疗效，如精神病、癫痫病、抑郁症等。如停药应在医师指导下逐步进行，不要擅自停药，否则旧病复发甚至危及生命。

（二）按时服药的重要性

现代医学研究证实，很多药物的作用和毒性、不良反应与人体的生物节律（生物钟）有极其密切的关系。人体的生物钟规律是指在人体内调控某些生化、生理和行为现象有节奏地出现的生理机制。同一种药物的同等剂量可因时间不同作用和疗效也不一样。根据时辰药理学，选择适宜的服用药物时间，可达到以下效果：

1. 顺应人体生物节律的变化，充分调动人体内积极的免疫和抗病因素。

2. 增强药物疗效，或提高药物的生物利用度。

3. 减少或规避药品不良反应。

4. 降低给药剂量和节约医药资源。

5. 提高用药依从性。

（三）需选择适宜时间服用的药物

一般药品适宜的服用时间见下表：

不同药品适宜服用时间

服用时间	药品类别	药品名称	注释
清晨	糖皮质激素	醋酸泼尼松、地塞米松	因糖皮质激素的分泌节律呈昼夜节律性变化，血药浓度峰值一般在清晨7~8点。
	利尿药	呋塞米、螺内酯	早晨服用利尿作用强，副作用小，避免夜间排尿次数过多。

服用时间	药品类别	药品名称	注释
清晨	驱虫药	阿苯达唑、甲苯达唑、哌嗪、噻嘧啶	可减少人体对药物的吸收，增加药物与虫体的直接接触。
	泻药	硫酸镁	盐类泻药可迅速在肠道发挥作用。
餐前	胃黏膜保护药	氢氧化铝凝胶、枸橼酸铋钾、硫糖铝	可充分地附着于胃壁，在溃疡面形成一层保护膜。
	促胃动力药	甲氧氯普胺、多潘立酮（吗丁啉）	以利于促进胃肠蠕动和食物向下排空。
	健胃药	健胃宝、胃炎胶囊、肠胃康	借助其苦味刺激味蕾和末梢神经，促进唾液和胃液的分泌。
	止泻类药	蒙脱石散、鞣酸蛋白	有助于发挥吸附胃肠道内有害物质的作用；鞣酸蛋白，可迅速通过胃进入小肠，遇碱性小肠液而分解出鞣酸，起到止泻作用。
	抗菌药物	头孢地尼、头孢克洛、阿莫西林、阿奇霉素、罗红霉素	进食可延缓药物吸收或使药物利用率明显降低。
	广谱抗线虫药	伊维菌素	餐前1小时服用可增强疗效。
餐中	助消化药	酵母片、胰酶、淀粉酶	可发挥酶的助消化作用，并避免被胃液中的酶破坏。
	非甾体抗炎药	吡罗昔康片、美洛昔康	食物同服可减少胃黏膜出血的概率。
	抗血小板药	噻氯匹定	进餐时服用可提高生物利用度并减少胃肠道不良反应。
餐后	非甾体抗炎药	对乙酰氨基酚、布洛芬、阿司匹林、吲哚美辛、双氯芬酸	餐后服可减少胃肠的刺激。

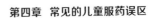

服用时间	药品类别	药品名称	注释
餐后	维生素	维生素 B_1、维生素 B_2、维生素 C、维生素 E、维生素 D	随食物缓慢进入小肠以利于吸收。
	微量元素	赖氨酸葡萄糖酸锌、复方锌铁钙等	餐后服可减少胃肠的刺激。
	抗菌药物	头孢呋辛酯、异烟肼、黄连素	餐后服可以增加吸收，提高血药浓度，减少胃肠道反应。
	利尿药	氢氯噻嗪	与食物裹在一起，可增加生物利用度。
睡前	催眠药	水合氯醛、艾司唑仑、氯硝西泮、苯巴比妥片、地西泮	失眠者可择时选用，服后安然入睡。
	平喘药	沙丁胺醇、二羟丙茶碱	因哮喘多在夜间和（或）在凌晨发作、加重，最好在晚上 8~9 点服用止喘效果更好。
	抗过敏药	马来酸氯苯那敏、赛庚啶、苯海拉明、酮替芬	因服后易出现嗜睡、困乏，睡前服用安全并有助于睡眠。
	白三烯受体拮抗药	孟鲁司特钠	因支气管哮喘多在夜间和（或）清晨发作、加剧。
	钙剂	碳酸钙	以清晨和睡前服为佳，以减少食物对钙吸收的影响。如选用含钙最高的钙尔奇 D，则宜睡前服，可使钙得到更好地利用。
	抗贫血药	富马酸亚铁、硫酸亚铁、多维铁	晚上 8 时服药效果好，因为晚 8 时的吸收率比早 8 时高一倍左右，且可延长疗效达 3~4 倍。
	缓泻药	液状石蜡	服后约 12 小时排便，于次日晨起泻下。

而对有些药要根据病情来选择服用时间，如蒙脱石散，食管炎患者饭后服用，其他患者宜于两餐间服用，急性腹泻时立即服用。

（四）助您按时服药的几个小妙招

儿童由于年龄小，服药缺少依从性，因此儿童服药几乎都由家长来完成。但家长由于工作、家务繁忙，常常忘记给孩子服药或漏服。在此教家长一些小妙招，让家长记住并弄清楚每一种药物的服药时间。

1. 药物分类

（1）可以一次性将每天或每周的药物按照不同的用法、时间分别放在药盒的小格子里，并贴上标签，写上不同的药名或服用时间。每天早起，将一天的药物放在药盒。

（2）选择大一号的分药盒，里面有7个长条，分别为星期一、星期二……星期天，每个长条有三个小格子，分别为早、中、晚，每个小格可盛放一次的几种药，每天顺次服用药物。药物服用过了，小格就空了，不会重复服药。如果漏服了也会及时发现。

（4）使用不同颜色的袋子或盒子，把每天一次、二次或三次服用的药物分别装起来，或用不同颜色的标签区分。这样的方法也适合一些需要不同时间服用的药物，比如可以把需要吃饭前或睡觉前吃的药分别装在一起。吃饭前服用的药物放在餐桌或饭碗旁，睡觉前服用的药物放在床头柜上。

2. 闹钟提醒

可以利用手机闹钟或家里的闹钟，设定服药的时间。如果是手机，可以选择音乐加震动，即使手机放在口袋里或不在手边，也保证能听到。

3. 用药日历

利用台历或日历，制作一个简易的用药日历，事先一次性把服用药物的药名、服药时间和次数都标注在日历上面，每吃完一次药，就在相应的药名或时间上打一个勾。用药日历放在显眼的地方，比如每天吃饭的桌上，或床头柜、客厅茶几上，便于随时看到提醒服药。

4. 用药卡片

制作用药卡片，每张上标明每天服用的药名、用量和服药时间，将用药卡片放在显眼的地方，每次吃完药后作个记号。

5. 及时核对

经常检查家中抽屉或药柜里剩下的药物，以了解实际服药的情况。如果发现一种药物短时间消耗很快或剩余过多，可能是出现了错服、漏服或错放了。要及时核对每天放进药盒里的药物，查找出原因，纠正发生的问题。

三、服成人药

（一）儿童用成人药现象普遍

几乎所有做父母的经常有一个误解，认为儿童就是小大人，儿科疾病就是内科病的缩小，成人用药与小儿用药只是剂量大小的不同，只要注意减量，将

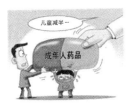
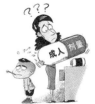

药一片掰成一半、掰成 1/4……给儿童用就可以了。大人用药是可

以用于小儿治病的。有 80% 的患儿家长承认，自己曾让孩子服用过大人吃剩的药物治病，或者到药店买过成人药让孩子分开服用。受医生经常给孩子开成人药的影响，很多家长就形成了"大人与小儿用药观只是量大小不同而已"的错误概念。还有些家长觉得成人药药效强，为使儿童尽早痊愈而用成人药物喂儿童。这种概念都是错误的。再有就是目前，我国儿童药品市场存在药品品种、规格、剂型少等问题，九成以上药物没有儿童剂型，而且适合儿童的颗粒剂、糖浆剂、泡腾片等剂型也非常少。以上种种原因导致现在儿童用成人药现象普遍，儿童用药的安全性及有效性等问题十分严峻。

（二）儿童服成人药的危害

1. 儿童服成人药有隐患

（1）很多成人能用的药物，即使在减少剂量的情况下小儿也不宜服用

如常用的抗过敏药和抗眩晕药盐酸异丙嗪，易致幼儿惊厥，所以 3 个月以下小儿禁用；马来酸氯苯那敏，易致儿童烦躁、焦虑、入睡困难和神经过敏，两岁以下儿童慎用；盐酸苯海拉明对中枢神经系统有较强的抑制作用，新生儿、早产儿禁用；治腹泻时用诺氟沙星胶囊（氟哌酸），此药对儿童肾脏有损伤；喹诺酮类药物小孩应用有可能影响软骨的生长发育，因此我国规定 18 岁以下的未成年人不宜应用；链霉素、卡那霉素、庆大霉素等氨基糖甙类抗生素有可能损害儿童的听神经，引起耳聋或出现蛋白尿、血尿、管型尿等肾毒性，6 岁以下儿童一般禁用；胃复安能引起一些儿童的脑损伤；四环素等药物能影响幼儿牙齿、骨骼的发育；感冒通能引起儿童血尿。

（2）很多外用药对小儿来说也不是绝对的安全

如新霉素滴耳剂可致婴儿听力受损，故婴幼儿慎用；成人用滴鼻净小儿使用可能会引起中毒，甚至危及生命。

（3）不少中成药小儿也不宜服用

如藿香正气水，因含酒精，故小儿禁用；仁丹因含朱砂，婴幼儿及儿童忌服；麻仁润肠丸，因其可致泻，儿童不宜长期服用；六神丸中的蟾酥有剧毒，婴幼儿服用不当易中毒，因此婴幼儿最好不用。

（4）有些药物不宜进行分割服用

如毒性较大的药物地高辛，成人服用时一般一日半片，最多1片，小儿服用时则只能服十分之一片甚至二十分之一片，这时家长很难正确分割，保证服用剂量的准确。这类药物还有西地兰、氨茶碱、麻黄素、心得安、苯妥英钠等。一些药物胶囊、缓释片、控释片、多层片、肠溶片等，分割之后就失去了药物制剂的特殊保护意义。还有些药物是胶丸或滴丸，根本就无法分割。这些成人用药多属小儿不宜应用之品或无法应用之品。

2. 儿童服成人药依从性差

很多成人用药外包装、剂型、规格、色泽及口感都不适合儿童使用，使儿童服药时产生抵触情绪。很多成人用药不加矫味品，味道很苦，分割或压面后服用味道更苦，孩子很难接受，造成家长给孩子喂药困难。

3. 儿童服成人药造成浪费

一片成人药，要平均分成两份、四份甚至八份，再给孩子吃。这样的精细活儿，就连儿童医院的药师们都觉得很难，更何况普通的儿童家长。如治疗川崎病的阿司匹林泡腾片（巴米尔），其一片剂量为0.5g，是成人剂量，儿童服用时常常要分成8份或10份等不同等份，有时分偏了就得扔掉重分；还有利尿药呋塞米和螺内酯片，其一片剂量为 20mg，是成人剂量，儿童服用时常常要分成 4 份甚至 8 份等，小药片直径还不到 1cm，稍不留神就分偏了，有的余药不宜存放，只得丢弃，费时费力费钱。对于一些价格便宜的药品这样的浪费还勉强可以接受，对于一些贵重药品实则让人痛心，也容易诱发医患纠纷。

（三）儿童安全用药三要诀

1. 尽量选择儿童专用药

（1）选择专门针对儿童设计的药物，如儿童出现感冒、发烧等病症需要用药时可选择像大小快克这样严格区分"成人"和"儿童"的专业药，这类药物从成分上确保了儿童用药安全；还有抗癫痫药丙戊酸钠片剂，其成人剂型的药片较大，儿童不易吞服，并且易引起恶心、呕吐、厌食等症状，我们可选择丙戊酸钠口服溶液，这种溶液剂型更适合儿童服用，剂量也容易掌握。

（2）最好选择上市时间长，知名度高的品牌，才能更好地确保儿童用药的安全性。如感冒时选择仁和药业有限公司所属专业儿童感冒药品牌"仁和优卡丹"和华润三九集团专门为 1~12 岁儿童制造的感冒药品系列——999 小儿感冒颗粒与 999 小儿氨酚黄那敏颗粒，对治疗儿童感冒有非常好的效果。

2. 确保药量不多也不少

如果实在找不到对症的儿童专用药，就必须严格控制儿童服用的药量，严格依据年龄、体重等指标来计算服药量。家长应主动提醒医生，确认小儿的年龄、体重后再下药。在选择药品剂型时也要注意，磨粉分包误差大，应避免采用，而胶囊又不好拆分剂量，也不易操作。

3. 建议选择易吞服剂型

建议选择专门为小朋友设计的溶剂形式药品，比如溶液剂、糖浆、悬浮剂等易分量又好吞咽的药品以及独立包装的颗粒状粉剂、果味粉剂，更易为儿童服用。

四、服药过多过量

很多家长在孩子一生病就会选择吃药。觉得吃药可以让很多病都能好，因此造成吃药过多。有的家长急于求成，给儿童服药时擅自加大剂量、超推荐剂量使用、给药过于频繁、同时服用多种含相同成分的药，导致儿童服药过量。

（一）服药过多过量的危害

1. 吃药太多的话身体会对药物有依赖性，以后一生病就会想要吃药，这样身体的抵抗力就会降低，身体会越来越虚弱的。

2. 多吃药乱吃药会让身体产生一定的抗药性，在你真正需要这种药的时候，药效变小。

3. 服药过量会引起儿童脏器中毒，易患肾脏疾病。

如镇痛类药物服用过量，会伤及肝脏（中毒性肝炎），止痛药变"致痛药"；服赛庚啶过量时出现烦躁不安、颜面潮红、胡言乱语、幻视等阿托品样中毒症状；马来酸氯苯那敏片服药过量会出现瞳孔散大、面色潮红、幻觉、兴奋、共济失调、惊厥最后出现昏迷、心脏及呼吸衰竭而死亡；葡萄糖酸钙的过量长期服药会有轻度恶心、呕吐、便秘等反应。

最后就是很多家长都喜欢预防。比如说感冒药，觉得孩子快要感冒了就不停地给孩子吃感冒药来防止感冒，这也是不行的。因为我们身体有自身的免疫系统，经常吃药的话容易破坏身体自身的免疫系统。所以大家平时给孩子不要吃太多的药。

（二）服药过多过量了咋办

具体情况需要根据服用的药物的种类来处理。总的处理原则是，一、注意当时的不良反应，避免意外伤害；二、多喝水，促进药物代谢；三、反应严重者要去医院就诊，根据情况进行输液、洗胃或者催吐等。

1. 抗生素：目前常用的口服抗生素多数安全性比较好，如果一次吃掉一天的剂量，理论上问题应该不是很大，但它们毕竟不是非处方药，不要太大意。

2. 感冒药：感冒药多是非处方药，安全性比较好，如果服用剂量比说明书建议的剂量多吃了1~2倍，危险应该不会太大。不过，药物在人体内有一个代谢、排泄的过程，如果已经过量服用1~2倍，就应间隔1~2次后再服用，否则药物浓度过大，容易导致不良反应。

3. 退烧药：如果服用过量，可能会导致患者出汗过多，体质虚弱者容易发生虚脱，所以患者要尽量卧床休息，多喝水。因为这类药物都是患者在发烧时临时使用，用药过量后，需要根据患者的体温情况决定何时开始服用下一次药物。

4. 钙剂：如果不小心给宝宝补钙过量了，只要不是长期大量服用就行，你可以给宝宝多喝水，多吃点含钾多的食物比如香蕉等。钾和钙有相互置换的作用。

5. 抗过敏药：服用马来酸氯苯那敏片过量时解救应采取对症治疗和支持疗法。出现惊厥时，可酌情给予硫喷妥钠予以控制。切不可将组织氨作为解毒剂。

6. 精神类药：如果是治疗精神类疾病的药物过量，会出现与治疗目的相反的作用，必要时需加用对抗药物，当然，必须由医生决定。

（三）如何控制儿童剂量

1. 首先要养成一个好习惯：在服药前查看药物说明书，全面了解药物的特性，为安全用药提供保障。

2. 同时要按照说明书推荐的儿童剂量和服用方法服药，计算儿童用药剂量时要严格按照年龄、体重来计算；或遵医嘱来服药。

3. 要切记不要重复用药，擅自增加剂量。如感冒时多种感冒药混吃无形中就增加了有些成分的剂量，因为市面上很多感冒药的成分都不是单一的，多是几类药物的复方制剂，每种组分，各有功效，也各有不良反应（详见上呼吸道感染）。因此，如果同时服用便极大地增加了药物过量的风险。拿常用的小儿氨酚黄那敏颗粒和酚麻美敏混悬液来说，这两种药都是复方药，均含有能解热镇痛的对乙酰氨基酚，同时服用，就有可能造成重复用药、超常剂量、引致叠加的不良反应。所以我们家长在给孩子服药时不要操之过急，药物发挥作用和疾病的好转是需要一个过程的。

五、剥去包衣

平时有不少家长在给孩子服药时，往往会因为一些口服药片或者药丸的体积过大，不易吞服，或者成人用药物剂型，给孩子服药不方便吞服，而常常采取把药片剥去溶衣、研碎或掰开后服用，这种做法是不对的。

（一）包衣的作用

片剂包衣是指在片剂表面包上一层物料，使片内药物与外界隔离。药物包衣一般应用于固体形态制剂。片剂包衣的目的如下：

1. 增加药物的稳定性。有些药物与空气、湿气和光线等接触后易引起潮解挥发、氧化变色的，如多酶片、当归流浸膏片以及大多数中药片等。

2. 掩盖药物的不良气味，增加患者的顺应性。有些药物具有苦味、腥臭味等不良气味的，如盐酸黄连素片等。

3. 控制药物释放的部位。有些药物易受胃酸破坏，对胃有刺激性和必须在肠道中吸收的，如胰酶片、乙酰水杨酸片。

4. 控制药物的释放速度。用各种不同的药物来代替部分"衣料"进行复合包衣，这样既可保证片剂质量，又可发挥衣层药物的速效作用和芯片的缓释以及长效等作用。

5. 改善片剂的外观。片剂包衣后，有些可以达到外表美观，便于识别片剂种类。

（二）剥去包衣对药效的影响

外包溶衣的药物一般对胃有刺激或易被胃液分解破坏，如剥去溶衣、掰开或压碎服用，则达不到应有的治疗目的，易产生不良反应，还会使患者感到有苦、腥臭等不良味道。因此，包衣药片不宜掰开服用。

1. 缓释片剂：这种剂型的特点是进入体内后缓慢释放，保持较长时间的药效，其制剂是用特殊的方法制备而成，如嚼碎或掰开服，会影响药效，药物便不能发挥其缓释作用。如盐酸哌甲酯缓释片（专注达）。

2. 肠溶片剂：肠溶片剂是指在胃中完整而在肠内崩解或溶解的包衣片剂。凡易被胃液破坏的药物如胰酶，或对胃刺激性太强的药物，如阿司匹林、红霉素，或肠道驱虫药等均采用肠溶衣片，如果研碎或掰开服，将降低药效或对胃产生刺激。有胃溃疡的还会使病情加重，无胃溃疡病的也有可能患上溃疡病，如阿司匹林肠溶片、红霉素肠溶片。

3. 胶囊剂：这种剂型不仅可掩盖药物的气味和苦味，而且进入胃肠道后再溶解，生物利用度也比一般片剂好。若将胶囊拆开，气味特异，小孩不宜服用，同时剂量也难以准确。胶囊剂有普通胶囊和缓释胶囊两种，缓释胶囊若研碎将破坏其结构而不能达到缓释的目的。如罗红霉素缓释胶囊、消炎痛缓释胶囊。

4. 双层糖衣片剂：可以用多酶片来说明这种剂型。多酶片内层为肠溶衣，外层为糖衣。如果研碎或掰开服，不仅使酶失去保护，而且可能使胰酶粉剂残留在口腔中刺激黏膜，甚至引起严重的口腔溃疡。

（三）正确服用包衣的药

包衣片一般应整个吞服，温水送下，有破碎不应服用。但是有些中药包衣片是为了改变外观形象，必要时可以助服用，请咨询药剂师。

如果服用药物有包衣，那么不是迫于无奈，服药时尽量保护好包衣层；尽量找到和服用剂量相匹配的包衣片，保证包衣不被损坏；小儿用药更要注意，孩子各脏器均未发育成熟，抗损害能力差，更不要轻易服用包衣破坏或碾碎的包衣片，如果找不到合适剂量的完整包衣片，请医生帮你调换其他相应的治疗药物。

六、强行灌药

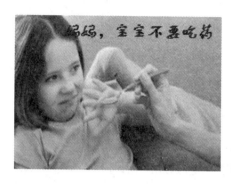

有些家长给孩子服药时，由于有些药片较苦，加之"体积"较大，孩子不"买账"、拒绝服药，家长便摁住孩子的头，掰开其嘴巴将药品放入其中，然后捏住孩子的鼻子，用事先准备好的凉开水强行冲灌。或者是看到孩子哭闹很厉害时依旧强行灌药，这些做法相当危险！

（一）强行灌药的危害

给孩子喂饭是件苦差事，那给孩子喂药更是一件斗智斗勇的活儿。有些家长在孩子不愿服药的情况下父母齐上阵用筷子撑开孩子嘴巴或捏着鼻子，在儿童的哭闹声中强行灌药。这一方面会让孩子对喝药产生一种恐惧心理，并越来越抗拒吃药，另一方面强行灌药易使药物呛入气管，轻则引起孩子激烈咳嗽和呼吸道肺部发炎，重则堵塞呼吸道，引起颈部抽搐、面色发青而造成窒息危险。

导致孩子窒息的事件一直都有发生，其实，只要讲究一些技巧和掌握正确的方法，也是可以把喂药这个大难题变成一件轻松活儿的。

（二）讲究一些技巧和方法

1. 小宝宝喂药温柔抱坐嘴角送药

首先是注意姿势和喂药方法。在给小宝宝喂药前要先将药物溶解好放在小勺内（约 5~10ml），然后一边和宝宝说话分散其注意力一边将孩子抱在怀里托起头和肩部成半卧位，颈部垫以小毛巾或纱布，用左手捏住其下巴，小勺轻轻地碰他脸颊和嘴唇，使其反射性做出吞咽动作，然后在宝宝张嘴或有吮吸动作时迅速将勺尖紧贴颊黏膜和臼齿间把药缓缓灌入，待宝宝把药完全咽下后再松开左手，抽出小勺。喂药后再将宝宝抱起，轻拍背部使药液顺畅地流入胃内，并驱出胃内空气，避免呕吐。然后喂宝宝适量的温开水，以冲洗残留在口中以及附在食道壁上的药物，清除口腔内遗留的异味和苦味，并避免食道壁受损。喂完药后，要注意观察宝宝 10min 左右，以防因药物刺激胃部而发生呕吐。

2. 大宝宝喂药称赞鼓励适当奖励

对于大一点的孩子，他们已经懂得大人说话的意思了，这个时候，我们需要的是耐心地跟孩子交流，温和地告诉他"宝宝现在生病了，需要吃这些药，才能好起来"，当他开始吃药的时候，爸爸妈妈要毫不吝啬地称赞他，给予他鼓励，比如说："宝宝真勇敢，这么苦的药都可以喝得干干净净。"让他知道，他能把药喝完，是一件很光荣的事情，也可以给他一些小小的奖励，比如一粒糖。让宝宝从心理上消除对吃药的恐惧，由被动变成主动，不再害怕吃药。

3. 要去除药物的苦味

药味苦是宝宝拒绝服的主要原因。那么如何减轻药物的苦味呢？据报道，药汤温度在 37℃时味感最苦，高于或低于 37℃时苦味就会减弱。因此喂药的温度应控制在 37℃以上或以下。

4. 尽量避免吃大"体积"的药片

如果需要，家长可以将药片碾碎和水混合后，让孩子"自愿"送服，切不可采取"强硬措施"。

七、静睡喂药

有些家长怕孩子醒时喂药哭闹，不肯服，常趁小儿睡眠时喂药，这种方法是错误的，因为小儿咽喉狭窄，神经系统功能尚未发育完善，其受外来刺激时适应性调整能力差，若在孩子静睡时喂药，将对孩子和药物的疗效都有影响的。

1. 一部分药物停留在食道里逐渐溶化吸收，或延迟进入胃肠道，影响药物疗效。还可能会黏附于食管壁，刺激食管黏膜，引起炎症和溃疡。

2. 药物突然刺激舌、喉等部位的神经，可反射性引起喉部痉挛。

3. 易吓醒孩子，有时还会引起惊恐等症。

【药师建议】给孩子服药时要把孩子摇醒，最好采用直立或端坐的姿势，随后轻拍后背，或稍做轻微活动，这样可使药物顺利通过食管进入胃肠道。

（黄兴兰）

第五章
建立儿童专用药箱

一、加强儿童药箱的管理

（一）查看有限期

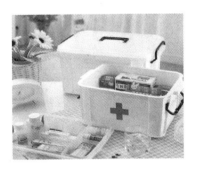

查看每一盒药品是否在有效期内，将过期药品和不再使用的即将过期药品剔除。如果扔掉了外包装盒，要在药品上贴上标签写好有效期。

（二）仔细查看说明书上的储存条件

说明书【贮藏】一栏中有明确的药品储存要求，开封前以药品包装盒上的有效期为准；开封后药品保存期限有所不同，具体请参照本书第二章节"六、药品储存有讲究"。

（三）查看药品性状

说明书【性状】一栏会写明此药品的性状，比如：白色或微黄色片；澄明溶液等。药品不符合性状描述时可能已变质，不能使用。若不确定药品是否变质，可以咨询专业人员。

（四）分门别类存放药品

将药品分门别类：口服药、外用药和医用器材分开放置，急救药与常用药分开。可以贴个便利贴标示清楚这是哪类药，有效期到何时。这样使用时就能容易找到所需药品，还可方便用完后进行及时补充。此外，异味较大的外用药，比如膏药之类的，更需要分开单独存放，以免串味。根据家庭备药多少，选择合适的小药箱，由于布袋和纸箱易吸潮，可能加速药品变质，所以不建议使用。药箱也应当选择有盖的，这不仅利于防尘、避光，还能避免孩子误服药物。家庭用药不能和灭蚊、灭蟑类物品放在一起，以免不小心误服后出现中毒。确定药品存放的固定的地方，放到儿童不易拿到的地方，以免误服。

（五）保持药品包装完整性

保存药品时尽量保证药品包装的完整性，勿丢弃外壳和说明书。外包装上有醒目的药名以供家长辨别，内包装上的字很小，不容易识别，容易误服；说明书中包含该药品的所有信息，是使用药品的重要信息提示，更不能随意丢弃。

（六）定期检查

根据实际情况变化适当增减备药，并且一个季度或者半年检查一次小药箱。有长期服药的家庭每月检查一次，确保同种药品有效期近的先使用。

　　小药箱整理好以后建议大家先仔细阅读各个药品的说明书，以便使用时清楚适应症、用法用量、禁忌等。说明书不要丢弃，拿捏不准时可以再做参考。若自行用药无法控制病情，建议去医院就诊。

二、常备药物有哪些

　　1. 口服药

　　退烧药： 如对乙酰氨基酚混悬滴剂（泰诺林）、布洛芬混悬液（美林）。当孩子出现发热（>38.5℃）时可以及时用于退热，避免孩子发生高热惊厥。

　　化痰药： 盐酸氨溴索口服液，适用于痰液黏稠且不容易咳出的儿童，能促进黏液排除，稀释痰液，咳嗽和痰量通常显著减少。应避免与中枢性镇咳药（如右美沙芬）同时使用，以免稀化的痰液堵塞气道。

　　止咳药： 盐酸右美沙芬缓释混悬液，用于干咳，即咳嗽但没有痰液。2周岁以下儿童使用时需要咨询医生或者药师，哮喘和痰多的患者慎用。

　　抗过敏药： 西替利嗪滴剂或氯雷他定糖浆。婴幼儿免疫系统尚未发育完全，容易发生过敏，当孩子发生过敏性鼻炎、过敏引起的皮肤瘙痒、湿疹、荨麻疹时，可以用该药治疗，推荐用于2岁以上儿童。

　　补液与止泻药： 儿童发生腹泻时，WHO推荐及时应用口服补液盐Ⅲ，快速补充腹泻时体内失去的水和钠钾氯离子。婴幼儿使用时需要少量多次喂养。此外，应用物理止泻药物，蒙脱石散，可帮助儿童吸附毒素，修复黏膜屏障，尽早止泻。

维生素及微量元素类药物：

维生素 D 滴剂，适用于新生儿、婴幼儿这些体内特别容易缺乏维生素 D 的人群。维生素 D 缺乏容易导致钙的吸收利用降低，出现佝偻病、骨软化症、骨量减少及骨质疏松。刺破软胶囊直接将滴剂滴在新生儿、婴幼儿的嘴里，便于喂食。

葡萄糖酸钙口服液，用于预防或治疗钙缺乏症，口服液可以用滴管或者奶瓶喂食，适合新生儿、婴幼儿使用。

碳酸钙 D3，适用于预防或治疗钙缺乏症，有片剂、颗粒剂、泡腾片剂。颗粒剂是婴幼儿的优先选择，出门便于携带，且易溶于水，必须在家长的监护下服用。

复方锌铁钙颗粒，婴幼儿膳食结构不完善，胃肠道消化吸收能力也较弱，部分体检查出缺少铁、锌等微量元素，需服用药物作为补充。补充锌，可治疗缺锌引起的营养不良、生长发育迟缓等症状。摄入亚铁离子，可治疗缺铁性贫血，与橙子等富含维生素 C 的食物同食有利于亚铁离子的吸收。

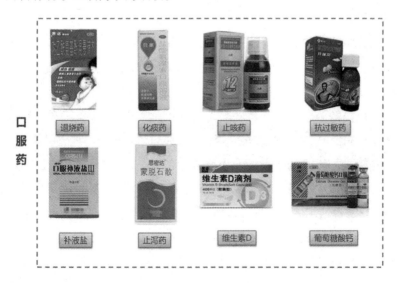

口服药

| 退烧药 | 化痰药 | 止咳药 | 抗过敏药 |
| 补液盐 | 止泻药 | 维生素D | 葡萄糖酸钙 |

2. 栓剂

婴幼儿口服用药困难的，退烧药可以选择直肠栓剂，按照说明书塞入幼儿肛门内 2cm 左右，如双氯芬酸钾栓或右旋布洛芬栓。

3. 外用药

幼儿自我保护能力差，容易在日常玩耍中误伤了自己，例如跌伤、烫伤、外伤等。

生理盐水：配合专门的洗鼻工具，将生理盐水加热至体温，冲洗鼻腔可缓解鼻炎及鼻腔瘙痒等症状；对于肛周湿疹的婴幼儿，用清水洗净后可以在肛周涂抹生理盐水再擦干，有助于湿疹的缓解。

烫伤膏：烫伤时首先用冷水冲，或冰块敷，及时降温，之后再涂抹烫伤药。烫伤膏仅用于小面积烫伤和灼伤。

炉甘石洗剂、芦荟凝胶：用于蚊虫叮咬痛痒、湿疹或过敏性皮肤瘙痒。

消毒液，成分不同则针对性不同，家用消毒液有以下选择可作为参考。

（1）酒精，消毒常用浓度 75%，因本品有刺激性，勿使用在皮肤破损处以及有渗液的部位。

（2）碘伏刺激性很小，消毒效果好。常用浓度 0.5%~1% 直接涂擦用于皮肤的消毒治疗；也可以用水稀释 10 倍来冲洗被污染的伤口、黏膜伤口。需注意的是，碘类消毒剂（包括碘酒、碘伏）应避免儿童大面积使用，对碘高度过敏的儿童可引起严重的发热与全身性皮疹反应，应禁止使用。

（3）过氧化氢为氧化性消毒剂。局部涂抹或冲洗后产生气泡，清除坏死组织并减轻伤口感染；如果清洗伤口时没有气泡产生，说明药品已失效。过氧化氢的刺激性很小，具有消毒、防腐、除臭及清洁作用，对小伤口有轻度止血作用。可以用于清洗刨面、溃疡、脓痘、耳内脓液。双氧水不得与碘化物等配合使用。

4. 医用器材

脱脂纱布：适用于擦刮伤和伤口包扎，应急处理伤口的首选，透气性较好。

医用棉签：可以直接处理伤口，或者蘸涂药水、消毒液等。

创可贴：应及时可以保护较小创口，但由于创可贴外层胶布不透气，不宜长时间使用。

温度计：较为准确地反应体温及变化情况。目前常用水银体温计、电子体温计和红外体温计。

冰袋、降温贴：适用于高烧时物理降温。冰袋较为廉价易得，但降温持续时间较短，降温贴价格较高但使用便捷、维持时间较长。

（蒋慧群）

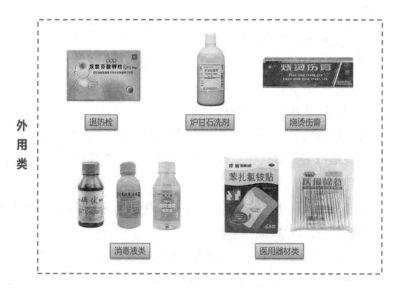

第六章
附　录

一、常见儿童禁用药物一览表

药品分类	药品名称	禁用年龄	说明
喹诺酮类抗生素	左氧氟沙星	18 岁以下	
	环丙沙星	18 岁以下	
	加替沙星	18 岁以下	
	氟罗沙星	18 岁以下	
	莫西沙星	18 岁以下	
四环素类抗生素	多西环素	8 岁以下	
	四环素	8 岁以下	
	土霉素	8 岁以下	
克林霉素类抗生素	克林霉素	4 周以内	
硝基咪唑类抗生素	替硝唑	12 岁以下	
	奥硝唑（注射剂）	3 岁以下	
头孢类抗生素	头孢唑林	早产及小于1月新生儿	不推荐应用
	头孢克肟	6 个月以下	
	头孢呋辛	3 个月以下	

药品分类	药品名称	禁用年龄	说明
磺胺类抗生素	复方磺胺甲恶唑	2个月以下	
	磺胺嘧啶钠	2个月以下	
	柳氮磺吡啶	2岁以下	
降糖药	瑞格列奈	18岁以下	安全性尚未证实
	罗格列酮	18岁以下	安全性尚未证实
	吡格列酮	18岁以下	安全性尚未证实
	阿卡波糖	18岁以下	
驱虫药	阿苯达唑	2岁以下	
	甲苯咪唑	2岁以下	
非甾体类～抗炎药	美洛昔康	15岁以下	
	吲哚美辛	14岁以下	安全性尚未证实
平喘药	复方甲氧那明	8岁以下	
抑酸药	雷尼替丁	8岁以下	
抗抑郁药	阿米替林	6岁以下	
抗过敏药	左西替利嗪	2岁以下	安全性尚未证实
止泻药	洛哌丁胺	2岁以下	
保肝药	多烯磷脂酰胆碱	12岁以下	

（钱晓丹）

二、儿童药物剂量换算方法

1. 根据儿童体重计算

（1）说明书推荐的每千克体重剂量：

每次（日）剂量 = 每次（日）药量 /kg × 小儿体重

（2）未知每千克体重剂量：

$$小儿剂量 = \frac{小儿体重}{70kg} \times 成人剂量$$

2. 根据儿童年龄计算

（1）Fried 公式：

$$婴儿量 = \frac{月龄}{150} \times 成人剂量$$

（2）Young 公式：

$$儿童量 = \frac{年龄}{（年龄 +12）} \times 成人剂量$$

（3）其他公式：

1 岁以内儿童用量 =0.01×（月龄 +3）× 成人剂量

3. 根据体表面积计算

$$小儿剂量 = \frac{小儿体表面积}{1.73} \times 成人剂量$$

小儿体表面积 =（体重 ×0.035）+0.1（体重 ≤ 30kg）

小儿体表面积 =（体重 ~30）×0.02+1.05（体重 > 30kg）

4. 成人剂量折算表

小儿年龄	相当于成人用量比例	小儿年龄	相当于成人用量比例
出生 ~1 个月	1/18~1/14	4~6 岁	1/3~2/5
1~6 个月	1/14~1/7	6~9 岁	2/5~1/2
6 个月 ~1 岁	1/7~1/5	9~14 岁	1/2~2/3
1~2 岁	1/5~1/4	14~18 岁	2/3~ 全量
2~4 岁	1/4 ~ 1/3		

（钱晓丹）

—